Regenerative Injection in Sports Medicine

- An Evidenced Based Approach

스포츠의학에서 재생치료

저　　자 : Suad Trebinjac, Manoj Kumar Nair
대표역자 : 윤용현(시리악스 초음파 연구회)
역　　자 : 김준식, 서창민, 이종진

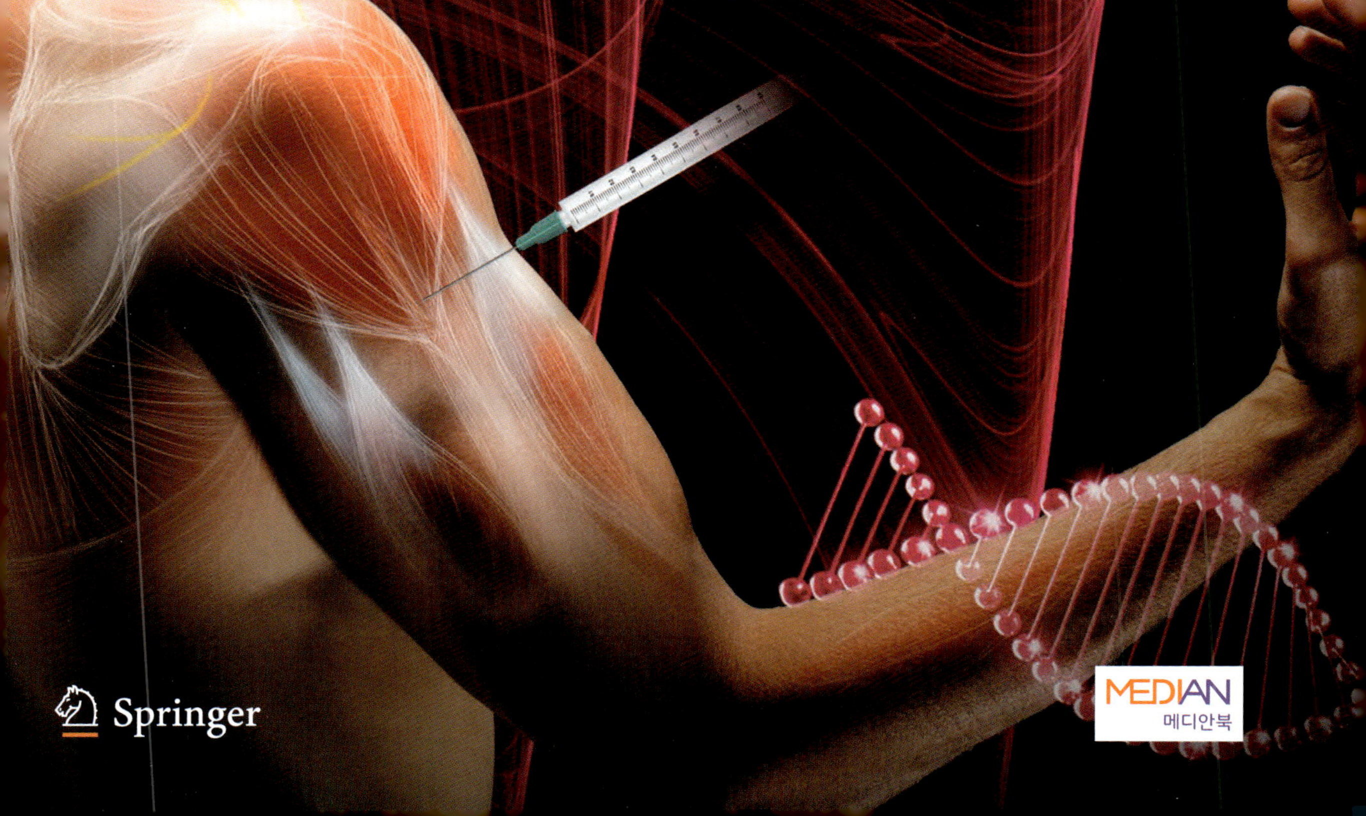

Springer

MEDIAN
메디안북

스포츠의학에서 재생치료

Regenerative Injections in Sports Medicine

2023년 11월 15일 1판 1쇄 인쇄
2023년 11월 27일 1판 1쇄 발행

저 자 | Suad Trebinjac, Manoj Kumar Nair
대표역자 | 윤용현(시리악스 초음파 연구회)
역 자 | 김준식, 서창민, 이종진
발 행 인 | 김용덕
발 행 처 | 메디안 북
편 집 | 최수정
등 록 | 제 2010-000051호
주 소 | 서울특별시 마포구 마포대로 63-8, 818호(도화동 삼창프라자 빌딩)
전 화 | 02-732-4981
팩 스 | 02-711-4981
홈페이지 | www.mcbooks.co.kr

ISBN | 979-11-90450-93-5 93510
가 격 | 55,000원

역자 서문

재생의학(Regenerative medicine)이라는 말만 들어도 가슴이 뛰고 흥분되지 않나요? 새로운 미래가 온 것 같고, 모든 질환을 잘 치료할 수 있을 것만 같았었는데 실제 재생의학적 치료방법을 환자에게 적용하면서 많은 제한점과 한계를 느끼고 있습니다. 먼저, 이 책에서 소개하고 있는 프롤로치료는 우리나라에 소개된지 수 십년이 지났지만 아직까지 치료의 원리도 모르고 사용하는 사람들도 많습니다. PRP도 많은 사람들이 관심을 가지고 스터디를 진행하고 있으나 보험 문제로 인해 많은 사람들이 그 혜택을 받지 못하고 있는 실정입니다. 줄기세포치료는 우리나라에서 발전하여 전 세계로 뻗어나갔음에도 불구하고, 여러 가지 문제들로 인해 정작 종주국인 우리나라에서는 많은 이들에게 사용되지 못하고 있습니다. 이 때문에 우리나라에서 줄기세포의 이용에 있어서도 항노화 치료나 미용 목적으로의 이용이 많고, 근골격계 질환과 스포츠선수들에게의 이용은 더욱 제한적입니다.

많은 해외학회들을 다녀오고, 국내에서 발표를 준비하며 프롤로치료, PRP, 줄기세포치료의 각각의 정의와 장단점에 대해 공부하고, 정리하던 중 European School of Prolotherapy Turkey Chapter에 속한 친구가 이 책을 발간하여 읽어보게 되었습니다. 광범위한 내용을 체계적으로 정리하여 원리를 쉽게 이해할 수 있고, 현재까지의 증거 수준의 범위를 보여주어 치료방법을 선택할 때 참고하여 치료할 수 있습니다. 환자에게 치료의 원리와 경과 및 재활운동에 대해 설명할 때도 이 책에 기반하여 설명했을 때 좀 더 좋은 결과가 나올 수 있을 것이라 생각합니다.

현재 재생의학적 치료를 이용하고 계시는 분들에게는 그 원리와 최신 근거 수준을 되새길 수 있는 기회가 될 것이며, 새롭게 재생의학적 치료를 배우는 분들에게는 그 원리를 배워 쉽게 응용할 수 있는 교과서와 같은 책이 될 것입니다.

대한줄기세포치료학회 학술이사 **윤용현**

Chief of Korean Chapter of ESP

Clinical faculty of IART, HHPF

서문

신경외과 교수이자 American Academy and Board of Regenerative Medicine (AABRM), the Middle East and North Africa(MENA) 챕터의 Development Committee의 장으로, 재생의학 영역에서 이와같이 중요한 책의 서문을 쓰게되어 영광입니다.

Suad Trebinjac 교수는 AABRM MENA 챕터에서 가장 열정적인 멤버 중에 하나로, AABRM의 Diploma의 모든 요구 조건을 충족시켜 이를 취득하였습니다. Suad교수는 나에게 많은 영감을 주는 동료이자 친구로서 많은 재생의학 프로젝트를 함께 하였으며, 최근 본인이 일하는 재생의학 센터가 소속된 재활 병원의 주임교수로 임명되었습니다. Manoj Kumar 또한 AABRM MENA에 속한 멤버로, AABRM diploma를 함께 처음으로 준비했던 동료이기도 합니다. 이후, 우리는 함께 증거 기반 재생 진료의 가치를 가까운 이들에게 전달하는 일을 함께하고 있습니다. Manoj는 그가 일하는 영역에서 저명한 의사로, 그의 과학적인 접근방법은 환자들이나 동료들에게 정평이 나있습니다.

저는 중동에서 이와같이 재생의학에 대한 중요한 책이 출간되어 매우 기쁘고, 이 책이 스포츠의학 영역에서 생물학적 제제를 이용한 치료에 있어서 지표가 될 것이라 생각합니다. 저자들은 프롤로치료를 포함하여 재생의학에서 사용되는 중요한 치료방법들을 커버하기 위해 노력하였습니다. 이중 프롤로치료는 재생의학에서 가장 효율적으로 이용가능한 치료이나 많은 의사들이 간과하는 주제이기도 합니다. 우리 모두가 알고 있듯이, 치료비는 전 세계 모든 지역에서 치료에의 접근성과 경제성을 결정하는 필수적인 요소입니다.

이 책은 재생치료 세계의 증거 기반과 임상에서의 갭을 채우는데 큰 기여를 할 것이라 생각합니다. 열정적인 저자들에 의해 쓰여진 이 책은 중동뿐만 아니라 전세계적으로 중요한 자원이 되리라 확신합니다.

저는 척추병변에 특히 관심이 많은 재생의학 전문가로서 이와 같은 걸작을 의학계에 소개하게 되어 기쁘기 한량없습니다.

이 책에서는 스포츠 영역에서의 재생치료의 광범위한 적응증들을 잘 기술하고 있습니다. 재생의학과 이용가능한 재생 치료 방법의 정의에서부터 시작하는데, 독자들은 이를 통해 이 책에 있는 내용들을 이해하고 소화시키는데 큰 도움을 받을 것이라 확신합니다. 다음 챕터에서는 스포츠 영역에서의 손상 기전에 대한 논의가 이어지며, 다양한 재생치료 방법에 대한 세부적인 내용들에 대해 다음 챕터에서 기술하고 있습니다. 재생치료에 있어서 재활의 중요성을 강조하고 있는데, 사실 이 두 치료 방법은 함께 했을 때 상호보완적인 관계를 가지고 있습니다. 스포츠 의학에서 생물학적 치료의 미래 경향에서 이러한 견고한 임상적, 과학적 연구결과들은 가장 높은 위치를 차지하고 있습니다. 본질적으로, 이 중요한 작업을 통해 숙련된 이들에게는 기술의 완결성을 줄 수 있고, 새롭게 시작하는 의료인들에게는 치료의 지침이 될 수 있습니다.

두 저자 모두 재생의학 분야에서 길고 풍부한 경험을 가진 숙련된 재활전문가들이기에 이러한 흥미로운 경험과 지식을 스포츠 의학과 재생치료 그룹에 전달할 수 있었을 것이라 생각합니다.

저는 이 책이 재생의학 분야에서 가치있는 책이 될 것이라고 믿으며 기쁘게 서문을 쓰고 있습니다. 이 책은 정형, 스포츠의학, 류마티스, 재활 전문가들, 물리치료사 및 재생치료진들이 매일 진료하며 치료할 때 옆에 두는 책이 될 것이라 생각합니다. AABRM의 Development Committee의 장으로 뛰어난 저자들이 쓴 이 훌륭한 책을 적극적으로 추천하며, 이 원고를 완성하는 데 많은 노력을 해주신 그들께 진심으로 감사드립니다.

Mohammed Al-Jumaily

Liverpool, UK
London, UK
Dubai, UAE

목차

소개 Introduction 1

재생의학의 정의를 알고 있어야, 재생의학이 왜 의학에서 가장 매력적인 분야 중에 하나로 손꼽히며 수 많은 논문이 발표되었는지 이해할 수 있다. 이 챕터에서는 재생능력을 갖고 있는 것으로 생각되는 세 가지 치료법에 초점을 맞추고 있다. 이는 포도당 프롤로치료, 혈소판 풍부 혈장(platelet-rich plasma, PRP), 그리고 중간엽 줄기세포이다. 이를 인대, 힘줄, 근육 및 관절에 대한 주사 및 수술중에 사용하는 방법 혹은 의공학적 방법을 통하여 다양한 방식으로 적용하는 것에 대해 설명하였다.

줄기세포와 관련된 윤리적 딜레마를 극복하기 위한 대안적 방법으로 제시되는, 유도 만능줄기세포(iPSc : induced pluripotent stem cells)의 잠재력과 장점을 설명하였다.

스포츠 의학에서 재생 물질 적용이 가지는 이점에 초점을 맞추어 전통적인 방법과의 비교를 통해 그 유용성을 논의해 보고자 한다.

'재생하다(regenerate)' 문자 그대로의 의미는 다시 만든다는 것이다. 재생 의학은, 증상을 치료하기보다는, 조직을 만들고 치유하는 것으로, 임상의사, 연구자, 그리고 환자들에게 매우 매력적인 치료 영역으로, 만성 질환으로 고통받는 수 백만의 사람들에게 희망을 주고 있다. 포도당 프롤로치료, 혈소판 풍부 혈장, 줄기세포와 관련된 연구 논문의 수는 지난 20년 동안 기하급수적으로 증가했다. 전임상 및 임상 연구는 의학적 지식과 전문성을 풍부하게 해준 동시에, 몇몇 논란들을 불러일으키거나 기대에 어긋나기도 했다.

재생 치료는 이미 동물 연구에서 인체 적용단계에 도달하였고, 다른 의학 분야에서도 족적을 남겼다. 그 중 하나가 스포츠 의학이다.

1.1 재생의학의 정의 Definition of Regenerative Medicine

재생의학에의 관심이 증가하고 있음에도 불구하고 아직까지 이의 정의에 대한 의견 일치는 이뤄지지 않고 있다. 이에 대한 몇몇 개념이 제시되고 있는데 그 중의 하나는 "인간의 세포, 조직 또는 장기를 조직 공학(engineering) 혹은 재생을 통해 대체시켜 정상적으로 기능하게 하는 혹은 회복시키는 과정"이다[1]. 신체 고유의 메커니즘을 촉진하여 손상된 조직을 치료하고, 완전히 다시 기능하게 할 수 있을 것이라는 희망이 생기게 되었다. 넓은 의미에서는 실험실에서 영구히 손상된 신체 구조물들을 조직 및 장기의 배양을 통해 교체할 수 있다는 가능성을 포함하고 있다. 궁극적으로는 이식장기 거부반응과 장기 기증 부족 문제를 해결할 것으로 생각된다[2].

1.2 재생치료의 다양한 방법 Different Types of Regenerative Treatments

재생 능력이 있는 치료 방법을 단순한 대증치료와 구별하는 것은 쉽지 않다. 임상으로의 안정적 전환을 위한 전임상연구의 부족이 그 이유이다. 동물 모델 및 체외 실험에서의 결과가 인체에서 항상 동일하게 나타나지는 않는다. 몇몇 재생치료의 생물학적 특성과 작용 기전은 아직 완벽하게 설명되지는 않고 있다. 잘 설계된 무작위 대조 실험(RCT) 없이는, 자연 회복과 재생 물질에 의한 회복을 구별하는 것은 어렵다.

재생 능력이 있는 성분은 간단한 주사, 수술 치료의 일부 또는 골격(스캐폴드 : scaffold)에 세포를 심는(seeding) 등 다양한 방법으로 적용될 수 있다. 마지막 적용 유형은 의공학이라고 불리는 새로운 과학 분야에 속한다[3]. 어떤 유형의 치료 방법이 가장 효과적인지 아직까지 명확한 증거는 없다.

특히 배아줄기세포와 관련된 윤리적인 문제들이 있어 많은 나라에서 배아줄기세포의 사용은 법적으로 엄격히 금지되어 있다[4]. 이것은 주로 배아의 파괴와 통제되지 않는 성장 및 종양의 발생 가능성 대한 우려 때문이다. 인간 배아줄기세포를 쥐에 이식한 후 발생한 기형종과 기형암종에 대한 보고도 있다[5]. 배아줄기세포와 관련된 법은 연구와 임상 적용 모두에 적용된다. 그러나 그러한 문제는 성인에게서 추출된 세포와는 관련이 없다.

일본에서는 성인 줄기세포를 배아 유사 세포(embryonic-like cell)로 재프로그래밍하는 것에 성공했다. 이들을 유도 만능줄기세포(iPSc)라고 한다. 이 세포들은 더 광범위한 재생 가능성과 높은 안전성 때문에 집중적으로 연구되고 있다.

다양한 물질들이 재생 잠재력을 가지고, 재생을 유도할 수 있다는 것을 알고 있지만, 재생 의학에서 가장 일반적인 3가지 치료 방법들인 포도당 프롤로치료, 혈소판 풍부 혈장, 그리고 중간엽 줄기세포를 소개하기로 결정했다. 우리의 연구는 오직 주사에 기반(injectionbased)한 치료에 국한한다.

1.3 스포츠 분야에서 재생의학의 중요성
Importance of Regenerative Medicine in Sport

스포츠 의학 분야에 대한 관심은 지난 한 세기 동안 전 세계적으로 증가하였다. 이는 부분적으로는 건강한 삶에 대한 인식의 증가 때문이기도 하지만, 경쟁을 하고 자기 자신을 증명하려는 젊은 사람들의 욕구 때문이기도 하다.

스포츠를 직업으로 선택하는 젊은이들의 수가 증가하고 있다. 프로 운동선수들에게는, 좋은 건강과 체력이 매우 중요하다. 불행히도, 부상은 스포츠에서 피할 수 없는 부분이다.

이들의 발병률, 유병률 및 손상 유형은 성별과 연령 그룹에 따라 다르다[7]. 근육, 힘줄, 인대를 포함한 연조직 손상은 매우 흔하다. 과도한 물리적 부하는 조직 내의 구조적 변화를 야기시키며 통증과 기능 제한을 유발한다. 4-8%의 힘줄 스트레칭은 미세한 손상을 유발하며 12%를 초과하면 완전 파열의 원인이 될 수 있다고 보고되어 있다[8]. 반복적인 응력과 과사용 때문에 힘줄에 미세한 변화가 생겨 약해지고 파열에 취약해진다[9]. 운동은 힘줄과 근육에 혈관과 콜라겐 합성을 증가시키는 동시에 MMPs(matrix metalloproteinases : 세포외 기질의 단백분해 효소 그룹의 일종)와 단백질 분해효소의 활성화도 증가시킨다. 이러한 효소의 활성화를 통해 힘줄 손상의 발병기전을 이해할 수 있다[10]. 나이, 혈액의 공급 부족, 그리고 유전적 요인과 같은 다른 요인들은 신체적으로 덜 활동적인 사람들에게서 건병증을 발생시키는데 기여한다[11].

부상당한 선수는 가능한 한 빨리 복귀하고자 한다. 장기간의 휴식은 신체적 상태를 악화시키고, 경기력을 저하시키며, 정신적 스트레스, 불안, 우울증을 유발한다. 10일 미만의 짧은 휴식에도 제지방(lean mass), 최대 근력(one repetition maximum, 1RM), 사두근의 단면적의 감소와 근육 산화 능력 감소로 인한 인슐린 민감도의 감소가 나타났다[12]. 힘줄과 인대의 신진대사는 근육보다 훨씬 느리기 때문에 치료 과정이 더 지연된다[13].

운동선수를 치료하는 의사의 주요 목표는 고유한 회복과정을 손상시키지 않으면서 가능한 한 최단 기간 내에 부상 전 기능 수준으로 회복시키는 것이다[14]. 이는 치유되지 않은 부상이 경기력에 영향을 미쳐 선수 경력을 망친다는 점을 고려하면 이해될 수 있다.

스포츠 부상의 치료는 전통적으로 대증치료가 주를 이룬다. 급성 부상에 대한 황금률은 RICE(Rest, Ice, Compression, Elevation-휴식, 얼음, 압박 및 상승)라는 약자로 요약되며, 단기간 고정 및 항염증 약물이 추가될 수 있다[15]. 이 방법은 증상을 경감시키기는 하지만 기능 회복에 필요한 재생 과정을 자극하지는 않는다. 동물 연구에서도 염증성 매개체로 작용하는 호중구와 백혈구를 줄이는 것이 힘줄의 기능과 강도를 증가시키지 않는다는 결과로 나타났다. 결론적으로, 비스테로이드성 항염증 약물(NSAIDs)로는 더 나은 치료가 촉진되지 않을 것이다[16]. 반면에, 동물에 대한 연구는 COX 2 억제제가 섬유아세포 성장을 억제함으로써 쥐의 인대에서 생리적 치유 과정을 손상시킨다는 것을 보여주었다[17].

장기적인 휴식과 조기 움직임, 양자 모두 자연 회복에 부정적인 영향을 미칠 수 있다. 휴식과 고정에서 오는 근육의 위축과 조기 움직임으로 인한 상처 조직[18]은 잘못 적용된 RICE 개념의 생리학적 결과이다. 불행히도 임상에서는 이러한 예들을 수없이 만난다. 많은 선수들이 훈련에 복귀하기 위해 서두르는 반면, 다른 선수들은 필요 이상으로 긴 휴식을 가지고자 한다.

스포츠 부상의 심리적 결과는 심각하며, 그것은 의기소침, 좌절, 그리고 우울로 나타난다. 어떤 사람들은 피곤해하고, 혼란스러워하며, 지루함을 느낀다[19]. 이는 프로나 아마추어 스포츠 모두에 영향을 미친다. 스포츠 부상 관리와 관련된 경제적 손실은 발병률과 유병률이 정확하지 않아 추정하기 어렵다[7].

근골격계 관점에서 재생의학은 회복과정을 가속화하기 때문에 유용하다. 선수들에게 힘줄과 인대 부상의 전형적인 특징인 만성화와 느린 치유가 흔함을 고려했을 때 이는 특히 중요하다. 프로세계에서 시간은 돈을 의미하며, 경기로 복귀하는 것은 개인의 즐거움뿐 아니라 수익의 문제로 이어진다.

때로는 재생 물질의 이용이 비용이 많이 들어가며, 공격적이며, 위험성이 있는 수술에 대한 유일한 대안이 될 수 있다. Orthobiologics(정형의학적 재생물질 ; 포도당, 혈소판 풍부 혈장, 줄기세포 등) 및 재생의학의 새로운 개념은 가능하면 재생 물질을 주입하여 관혈적 수술을 줄이는 것을 그 목표로 한다[20].

핵심 요약 Key points

- 재생 의학은 빠르게 성장하고 있는 의학 분야로서 그 위치를 잡아가고 있다.

스포츠 의학에서

- 재생 잠재력이 있는 세 가지 주사 치료 방법은 포도당 프롤로치료, 혈소판 풍부 혈장(PRP) 및 중간엽 줄기세포이다.

• 배아줄기세포는 재생 잠재력이 크지만, 이의 사용이 윤리적인 문제가 있고, 잠재적으로 위험할 수 있다. 성인 줄기세포를 배아 유사 세포(embryonic-like cell)로 재프로그래밍하는(iPSc) 것이 미래에 좋은 해결책이 될 수 있을 것이다.
• 전통적인 스포츠 부상 치료는 증상에 기반하며 부상당한 조직의 완전한 회복을 이루지 못한다.
• 재생 주사는 치료 과정을 가속화하고 더 나은 치료 결과를 제공하여, 수술의 좋은 대안이 될 수 있다.

참고문헌

1. Mason C, Dunnill P. A brief definition of regenerative medicine. Regen Med. 2008 Jan 1;3(1):1–5.
2. Regenerative medicine glossary. Regen Med. 2009 July;4(4 Suppl):S1–88.
3. Ouyang HW, Goh JCH, XM M, SH T, EH L. The efficacy of bone marrow stromal cell-seeded knitted PLGA fiber scaffold for Achilles tendon repair. Ann N Y Acad Sci. 2002 Jun;961(1):126–9.
4. Robertson JA. Science and society: human embryonic stem cell research: ethical and legal issues. Nat Rev Genet. 2001 Jan 1;2(1):74.
5. Hentze H, Soong PL, Wang ST, Phillips BW, Putti TC, Dunn NR. Teratoma formation by human embryonic stem cells: evaluation of essential parameters for future safety studies. Stem Cell Res. 2009;2(3):198–210.
6. Takahashi K, Yamanaka S. Induction of pluripotent stem cells from mouse embryonic and adult fibroblast cultures by defined factors. Cell. 2006;126(4):663–76.
7. Ozturk S. What is the economic burden of sports injuries? Joint Diseases and Related Surg. 2013 Aug 20;24(2):108–11.
8. Wang JH. Mechanobiology of a tendon. J Biomech. 2006;39(9):1563–82.
9. Kirkendall DT, Garrett WE. Function and biomechanics of tendons. Scand J Med Sci Sports. 1997 Apr;7(2):62–6.
10. Kjær M, Magnusson P, Krogsgaard M, Møller JB, Olesen J, Heinemeier K, et al. Extracellular matrix adaptation of tendon and skeletal muscle to exercise. J Anat. 2006 Apr;208(4):445–50.
11. Young JS, Kumta SM, Maffulli N. Achilles tendon rupture and Tendinopathy: management of complications. Foot Ankle Clin. 2005;10(2):371–82.
12. Dirks ML, Wall BT, van de Valk B, Holloway TM, Holloway GP, Chabowski A, et al. One week of bed rest leads to substantial muscle atrophy and induces whole-body insulin resistance in the absence of skeletal muscle lipid accumulation. Diabetes. 2016 Oct;65(10):2862–75.
13. Zernicke RF, Garhammer J, Jobe FW. Human patellar-tendon rupture. J Bone Joint Surg. 1977 Mar;59(2):179–83.
14. Warden SJ. Cyclo-Oxygenase-2 inhibitors: beneficial or detrimental for athletes with acute musculoskeletal injuries? Sports Med. 2005;35(4):271–83.

15. Jarvinen TAH, Jarvinen TLN, Kaariainen M, Aarimaa V, Vaittinen S, Kalimo H, Jarvinen M. Muscle injuries: optimizing recovery. Best Pract Res Clin Rheumatol. 2007;21(2):317–31.
16. Marsolais D, Cote CH, Frenette J. Nonsteroidal anti-inflammatory drug reduces neutrophil and macrophage accumulation but does not improve tendon regeneration. Lab Investig. 2003 Jul;83(7):991–9.
17. Elder CL, Dahners LE, Weinhold PS. A Cyclooxygenase-2 inhibitor impairs ligament healing in the rat. Am J Sports Med. 2001 Nov 1;29(6):801–5.
18. Jarvinen MJ, Lehto MU. The effects of early mobilization and immobilization on the healing process following muscle injuries. Sports Med. 1993 Feb;15(2):78–89.
19. Pearson L, Jones G. Emotional effects of sports injuries: implications for physiotherapists. Physiotherapy. 1992;78(10):762–70.
20. Sampson S, Botto-van Bemden A, Aufiero D. Autologous bone marrow concentrate: review and application of a novel intra-articular orthobiologic for cartilage disease. Phys Sportsmed. 2013 Sep;41(3):7–18.

스포츠에서 손상의 기전 2

Injury Mechanisms in Sports

이 장에서는 증가하는 스포츠 손상의 유병률과 장기적으로 활동적인 선수들에게 미치는 부정적인 영향에 대해 집중 조명하고자 한다. 부상의 발생이나 그 손상정도와 관련이 있는 내외적 요소들에 대한 인식의 중요성을 강조하고자 하였다. 훈련을 계획할 때는, 노화 과정으로 인한 생리적 변화와 개인별, 성별 차이를 고려하여야 한다. 스포츠 손상의 예방은 그 발생을 예견할 수 있는 모든 요소들을 분석하는 것에서 시작된다. 부정적인 결과를 최소화하기 위해 4단계 예방 계획을 제안하고자 한다. 각각의 스포츠에 특화된 부상 메커니즘들을 강조하였다.

고등학교 선수들에서 스포츠 관련 부상의 연간 발생은 2005~2006년에 약 200만 명으로 추정되었고, 이 중 500,000번의 병원 내원과 30,000명의 입원이 있었다[1]. 이 중 일부는 운동선수로서 심각한 부상을 입었고, 이는 시간과 치료비 손실 뿐 아니라. 장기적인 조직 손상을 초래할 수 있다. 그러한 예 중 하나는 부상 15-20년 후 거의 모든 사람에게서 발병하는 이차적인 무릎 관절염이다[2].

스포츠 손상은 생화학과 역학 등의 여러 요소들의 상호작용 결과이다. 일부 선수들은 조직 손상에 중대한 영향을 미치는 유발 사건들뿐만 아니라 여러 가지의 다양한 내외적 요소들에 의해 부상의 위험에 처하게 된다[3]. 중요한 내적 요소들 중 하나는 나이, 성별, 그리고 신체 구성이다. 반면에 외적인 요소들은 바닥의 상태(젖은 바닥), 기후, 부적절한 신발 또는 옷, 부족한 코칭 등과 관련이 있을 수 있다. 유발 사건의 예로는 무릎에 외반(valgus) 자세로 착지하는 것(전방 십자 인대가 찢어질 위험)이나 상대 선수와의 직접 접촉이 있다(그림 2.1).

노화는 근골격계에 큰 영향을 미치는 생물학적 과정이다. 뼈의 밀도가 낮아지고, 연골의 부피가 감소하며, 근육, 인대, 힘줄의 탄력이 감소한다. 여성의 신체 구성은 남성과 다르며 외부 응력에의 저항력이 낮다. 몸의 구조와 역학의 변화는 손상의 중증도에 직접적으로 영향을 미치는데 이는 위의 언급한 특징들의 이상이 몸을 부상에 취약해지게 만들기 때문이다. 이러한 조건에서는 더 적은 역학적 하중이나 에너지 전달이라도 생리적으로 건강한 신체 구조에 가해지는 높은 하중보다 더 치명적일 수 있다.

외적 요인이 손상의 위험을 증감시킬 수 있다. 예를 들어, 잘 관리되지 않은 축구장에서는 발목의 내번 손상 혹은 발이 고정된 상태에서 무릎의 회전 손상이 잘 발생할 수 있다. 두 자세 모두 하중을 증가시키고 인대와 힘줄에 손상을 야기할 수 있다. 반면에, 적절한 옷이나 장비를 통해 부상으로부터 신체를 보호할 수 있다. 좋은 예는 축구선수들의 정강이 보호대, 스키나 럭비의 헬멧, 권투의 마우스 가드이다. 그러나 신체에 대한 외부 보호는 운동선수들에게 과한 신뢰감을 주어 추가 하중에 노출되게 할 수 있다. 이로 인한 부상이 발생할 수 있어 보호 장비의 실질적인 이점에 대한 우려가 제기된다[5].

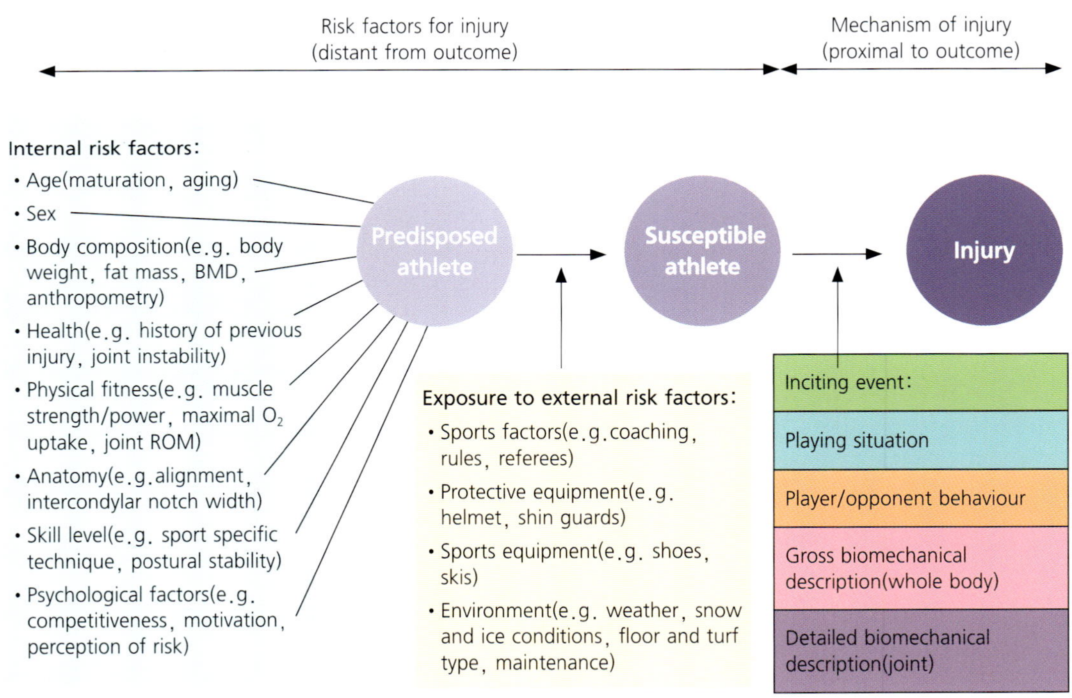

그림 2.1 **스포츠 손상의 발생에 관련된 요소들 from [4] with permission**

내적 요인들이 부하에의 내성에 가장 중요한 반면, 유발 사건들은 부하 강도와 부상의 시작점에 있어서 중요하다. 축구, 농구, 그리고 핸드볼과 같은 스포츠에서는, 상대편과 접촉, 지지(landing, 註 ; 축구에서 슛할 때 지지하는 발), 방향 전환(cutting), 회전(pivoting) 등이 역학적 에너지를 조직에 전달하는 가장 흔한 동작이다. 부하의 강도와 이에 대한 내성 간의 불균형이 손상 발생에 있어서 결정적인 요소이다.

태도, 동기 부여 및 훈련 기술과 같은 요인들도 위험을 증가시키거나 감소시킬 수 있다.

스포츠 종목의 선택 또한 부상의 빈도와 심각성을 결정하는 가장 중요한 요소들 중 하나라는 것은 명백한 사실이다. 축구와 핸드볼 선수들은 10경기에서 한 번의 부상을 당하지만, 배구 선수들은 100경기 중 한 번의 부상을 당한다[6].

부상 예방은 스포츠 케어에 참여하는 보건 전문가들의 주요 목표이다. 서로 보완하는 네 가지 부분을 기반으로 한다[3] (그림 2.2).

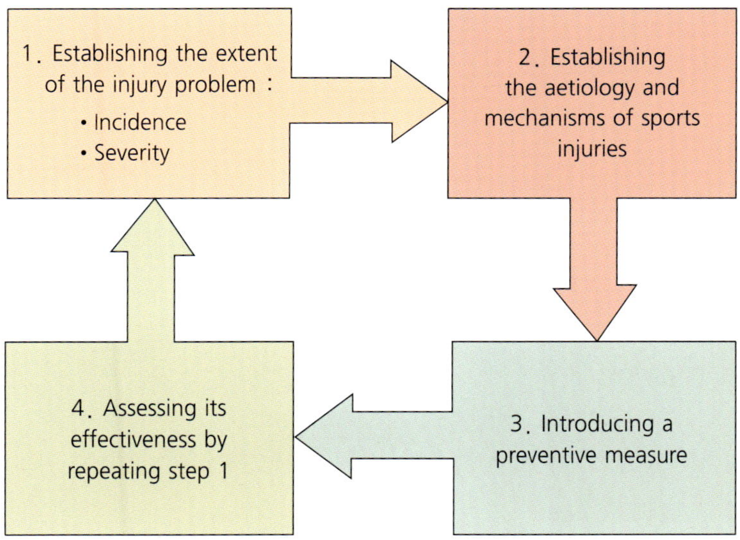

그림 2.2 **손상 방지의 4단계 순서[3]**

확고한 스포츠 부상 방지 프로그램을 마련하기 위해서는 이의 발생과 관련된 요소들을 더 잘 이해하는 것이 필수적이다. 이 계획은 각기 다른 유형들의 부상에 적합하게, 넓은 의미에서는 각각의 스포츠에 맞게 세분화 되어야 한다. 노화가 조직 특성에 변화를 야기하기 때문에, 내적 요인을 고려하는 것은 프로그램을 형성하는 데 중요한 요소이다. 근력, 체력, 지구력, 균형 및 근육 간의 조정 등의 부족은 적절한 훈련을 통해 해결할 수 있으며, 발 변형은 적절한 교정 기구를 통해 교정될 수 있다. 다른 보호 장비는 필요할 때마다 사용해야 한다.

부상 유발 요인들은 생역학적 특성(하지의 회전, 극한의 외전, 발 내번 또는 외번 등), 선수 행동(달리기, 한 다리로 착지, 넘어짐 등), 상대 선수의 행동(상대방 발 밟기, 팔꿈치로 갈비뼈 가격과 머리와 머리의 접촉을 포함한 직접적인 충돌 등)의 조합으로 설명된다. 다른 선수의 행동으로 인한 부상을 방지하기 위해, 명확한 제한 사항이 있는 엄격한 규칙을 시행하고 위반 사항을 적절히 제재해야 한다.

특정 스포츠 카테고리에 적합한 젊은이들을 선택하는 것은 부상을 예방하는 데 중요한 요소들 중 하나이다. 유전적 요인은 신체 구성과 타고난 재능에 영향을 미치기 때문에 고려되어야 할 또 다른 요소이다. 게다가, 긍정적인 태도, 동기 부여, 심리적 상태와 같은 요소들도 부상의 심각성에 영향을 미친다.

해결책이 적절한 결과를 확실하게 도출할 수 있도록 교정 가능 요소와 그것을 교정하기 위한 절차에 대해 과학적 근거에 기반한 분석이 필요하다.

특정 스포츠 활동들은 신체의 특정 부위를 더 취약하게 만든다. 일반적으로 복싱, 테니스, 배구, 핸드볼, 야구에서 상지가 더 영향을 받는 반면, 축구, 달리기, 점프에서는 하지가 더 영향을 받는다.

다음 절에서 각각의 관절들과 관련된 부상의 일반적인 메커니즘에 대한 간략한 설명이 이어질 것이다.

2.1 어깨 Shoulder

어깨는 인대와 힘줄로 연결된 3개의 뼈, 4개의 관절, 8개의 근육들로 이뤄지는 매우 복잡한 관절이다—그림 2.3.

어깨 관절은 인체에서 가장 가동성이 큰 관절이기 때문에 손상되기 쉽다[7]. 어깨의 불안정성은 회전근개 근육, 인대, 힘줄, 그리고 관절순에 의해 보상된다[8]. 오버헤드 움직임(머리 위로 팔을 올리는 동작)과 다른 선수와의 직접적인 접촉이 운동선수들에서 가장 흔한 부상 요인이다[9]. 야구, 배구, 수영, 창던지기, 핸드볼과 같은 스포츠에서, 가속을 위한 움직임으로 인해 안정화 구조물들(stabilizing structure)에 과부하가 걸렸을 때 어깨 부상이 흔하다(그림 2.4).

야구 투수들의 약 57%가 어깨 부상을 당하는 것으로 추정되는데, 이것은 다른 포지션 선수들보다 훨씬 더 많은 수치이다. 일반적인 병리학에는 회전근개 찢어짐, 어깨 상부 관절와순 전후방병변(SLAP : superior labral anterior-posterior), 내부 충돌(internal impingement) 및 미세 손상이 포함된다[10]. 반복적 부상은 관절 불안정 및 기능 제한으로 이어진다[11].

접촉이 많은 스포츠에서는 병리기전이 약간 다르다. 엘리트 대학 미식축구 선수들을 대상으로 실시한 연구에서 가장 빈번한 어깨 부상은 견쇄관절 분리(41%)로 밝혀졌으며, 그 다음으로 전방 불안정(20%), 회전근개 부상(12%), 쇄골 골절(4%), 후방 불안정(4%) 순이었다. 부상의 대부분은 다른 선수 또는 경기장 바닥과의 충돌로 인해 발생한다[12]. 감소된 어깨 가동범위, 근육 위축과 위약 그리고 견갑 움직임 이상(scapular dyskinesia)은 빈번한 어깨 부상과 관련이 있다[13].

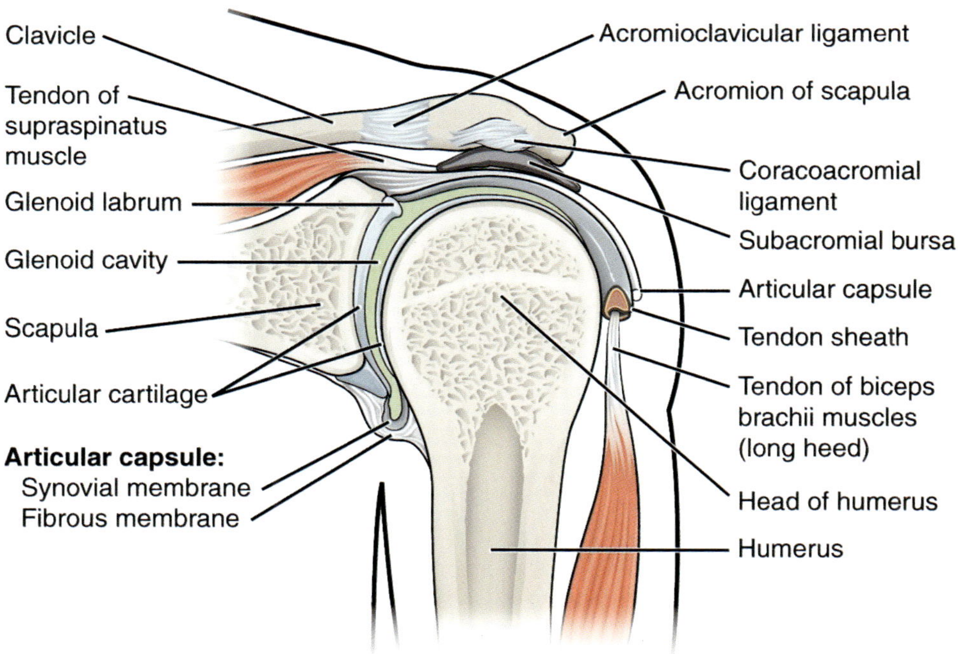

그림 2.3 어깨 관절의 기본 해부학. From Wikimedia Commons OpenStax College

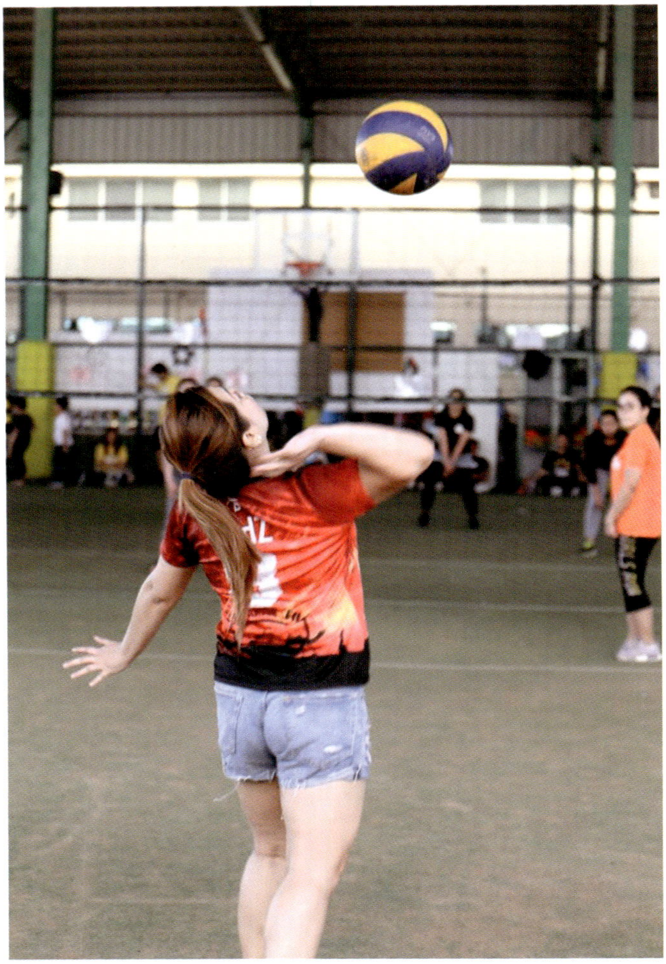

그림 2.4 **어깨 관절의 과신장**. Image Courtesy Mr. Glendale Alkuino

2.2 팔꿈치 Elbow

팔꿈치는 세 개의 뼈, 위팔뼈(humerus), 노뼈(radius), 그리고 척골(unlar)로 구성된 경첩 관절이다. 이 관절은 주된 안정성을 제공하는 2개의 주요 인대, 내측 및 외측 인대로 연결되어 있다(그림 2.5).

이의 부상은 라켓 스포츠, 골프, 역도, 던지기에서 흔하며, 근육, 힘줄, 인대가 주로 통증의 원인이 된다.

외측상과염(테니스 팔꿈치)은 가장 빈번한 팔꿈치 부상으로 팔의 오버헤드 움직임을 수행하는 선수들 중 50% 이상에서 존재한다[14]. 대개 그것은 외측상과에 부착된 신전근들(신전근의 힘줄)에 미세 외상성 부상을 유도하는 반복적인 응력에 의해 발생한다. 부적절한 테크닉 및 장비(너무 무거운 라켓)가 유발 요인이다(그림 2.6).

두 번째로 흔한 부상은 내측상과염(골프 팔꿈치)이다. 그것은 전체 상과염의 10-20%를 차지한다[15]. 두 경우 모두 상과에 달라붙는 힘줄이 병리 과정에 관여한다. 척골 측부 인대 손상으로만 프롤로치료를 받는 경우는 드물다.

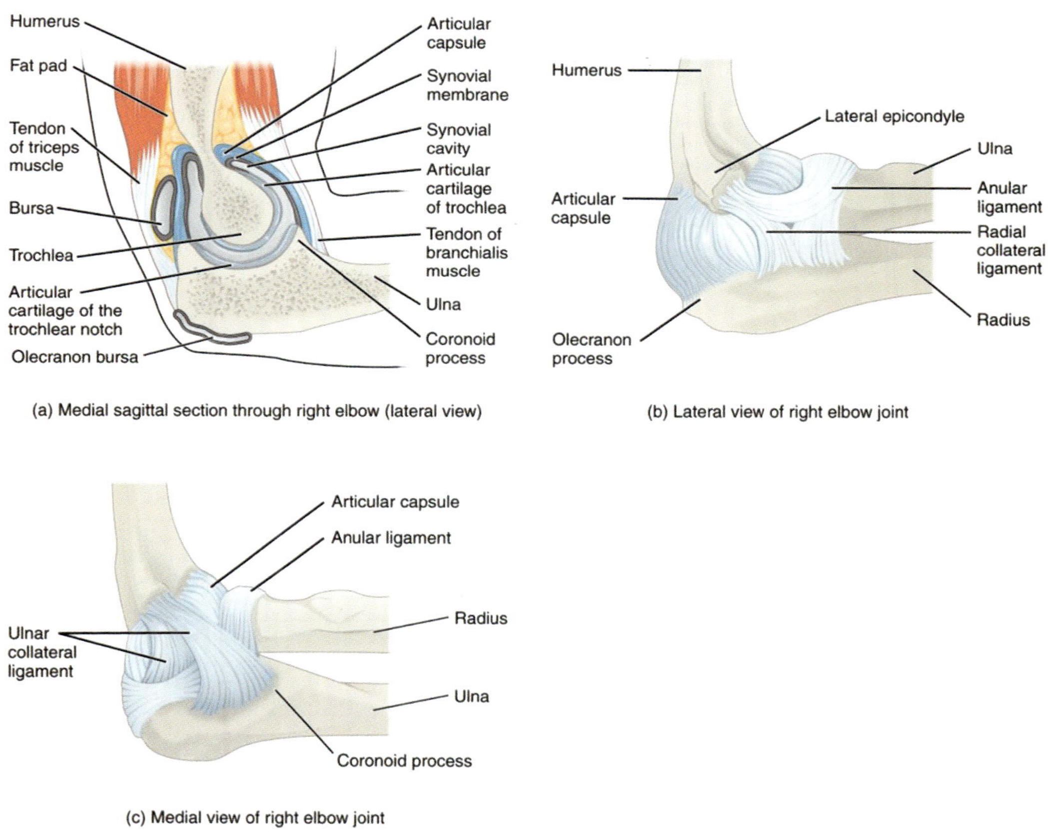

그림 2.5 **팔꿈치 관절의 기본 해부학**. From Wikimedia Commons OpenStax College

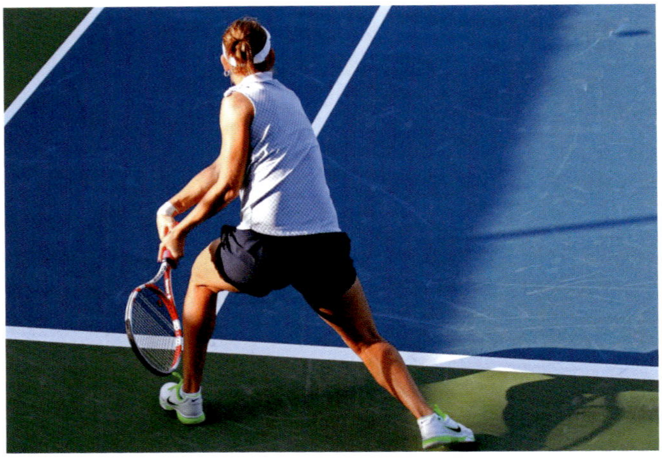

그림 2.6 외측상과염(테니스 팔꿈치)은 부적절한 기술과 무거운 라켓에 의해 야기될 수 있다. Image Courtesy Mr. Glendale Alkuino

2.3 손목과 손 Wrist and Hand

손목 혹은 손의 손상은 모든 스포츠 손상의 25%를 차지한다[16]. 주상골(scaphoid) 골절은 흔한 불유쾌한 손상이다[17]. 부상 기전은 주로 손목의 회내, 과신전과 동반된 요측 변위이다. 손을 뻗은 상태에서 넘어지는 것이 가장 일반적인 원인이다(그림 2.7). 주상월상(scapholunate)인대는 가장 자주 부상을 입는 손목 인대로 관절의 불안정성을 야기한다[18]. 삼각 섬유 복합체는 척골측에 한정된 부상으로, 일반적으로 운동선수들의 반복적인 손상에 의해 야기된다[19]. 다른 인대와 힘줄도 자주 손상 받는다.

2.4 고관절과 서혜부 Hip and Groin

고관절과 서혜부 통증은 스포츠 경기 중 방향전환(cutting), 회전(pivoting), 발차기(kicking) 동작과 관련된 선수들에게 흔하다. 이 통증들은 축구와 하키 선수들에게서 자주 관찰된다[20] (그림 2.8).

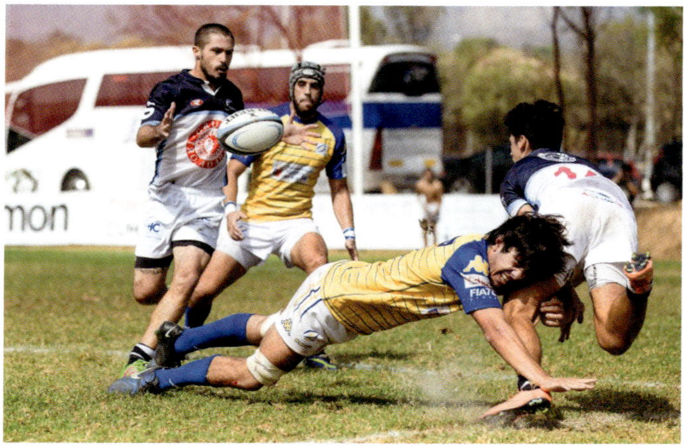

그림 2.7 **손목 신전 및 요측 변위—주상골 골절의 가장 흔한 기전.** Photo by Quino Al on Unsplash

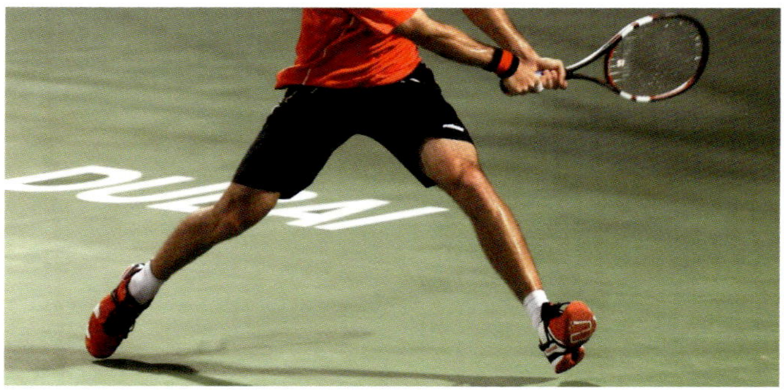

그림 2.8 **과신전 다리– 내전근과 서혜부 손상의 가장 흔한 기전.** Image Courtesy Mr. Glendale Alkuino

각각 다른 해부학적 구조물들이 서혜부와 고관절 부위에 통증을 일으킬 수 있다는 점을 감안했을 때 모호한 진단을 피하기 위해 정확한 용어와 정의가 필요했다. 2014년 도하에서 열린 회의에서 전문가 그룹은 합의를 도출하고 엉덩이/서혜부 손상을 세 가지 범주로 나누었다:

- 내전근, 장요근, 서혜부(inguinal) 관련 통증, 그리고 치골 관련 서혜부(groin) 통증
- 고관절 관련 서혜부(groin) 통증
- 운동선수에서 서혜부(groin) 통증의 다른 원인들[21].

이전의 사타구니 부상, 높은 (위험) 수준의 플레이, 고관절 내전근 근력 감소, 그리고 스포츠에 특화된 훈련의 부족이 부상의 주요 위험 요소로 손꼽힌다[22].

2.5 무릎 Knee

무릎은 발목에 이어, 선수들이 가장 자주 부상당하고, 수술받는 관절이다[4]. 미국 고등학교에서는 축구 선수의 무릎 부상률이 가장 높고, 이중 일부는 프로 경력으로의 단절로 이어졌다[24].

전방십자인대 파열은 축구, 농구, 배구에서 가장 흔한 부상이며, 반면에 반월상 연골판(meniscus) 손상은 달리기 선수에서 가장 자주 발생한다[25]. 전방십자인대 부상은 일반적으로 다른 선수와 부딪치지 않은 상태에서 발생한다. 감속, 과신전 및 다리의 회전에 따른 갑작스러운 방향 전환은 부상의 일반적인 메커니즘이다(그림 2.9).

2.6 발목과 발 Ankle and Foot

발목과 발 부상은 운동선수들에게 가장 흔한 부상이다[26]. 미국 고등학교 운동선수들에 대한 연구에 따르면, 발목과 발 부상의 비율은 모든 부상의 22.6%를 차지했다. 농구, 축구, 배구에서의 같이 점프와 빠른 방향전환을 하는 스포츠에 참여하는 선수들에게서 부상의 위험성이 가장 높다[26].

염좌는 가장 흔한 유형의 부상이며, 가장 자주 영향을 받는 구조물은 전거비인대(ATFL : anterior talofibular ligament)이다[26, 27] (그림 2.10). 환자의 약 70%가 만성 증상 및 관절 불안정성을 초래하는 반복적인 외측 발목 염좌 부상을 경험하는 것으로 추정된다[28].

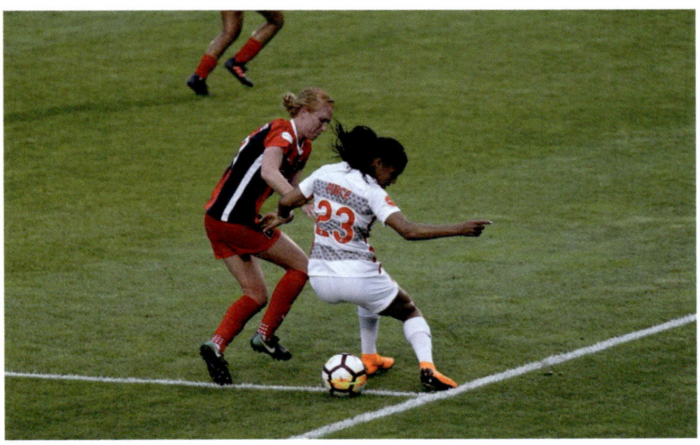

그림 2.9 전방십자인대 손상 중 전형적인 무릎의 자세. Photo by Jeffrey F Lin on Unsplash

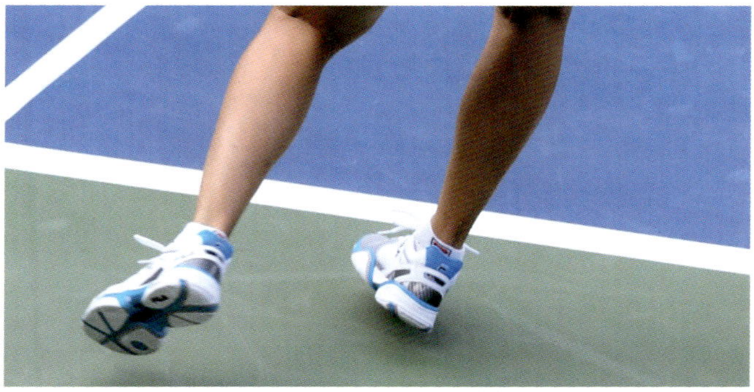

그림 2.10 **외측 발목 염좌—발목/발 손상의 가장 흔한 유형. Image Courtesy Mr. Glendale Alkuino**

핵심 요약 Key points

- 전 세계적으로 스포츠 부상의 수가 증가하고 있고, 이 중 일부는 심각한 장기적인 기능 장애와 만성 통증을 유발한다.
- 여러가지 내외 요인의 상호작용이 스포츠 부상의 발생 원인이 된다.
- 부상 예방 모델은 서로 보완적으로 작용하는 네 부분으로 구성된다. 이것은 조직 손상을 유발할 수 있는 모든 수정 가능한 요인의 분석에 기초를 둔다.
- 스포츠마다 손상의 유형과 손상 부위가 다르다. 따라서 각각 다른 치료 계획이 실행되어야 한다.

참고문헌

1. Comstock RD, Yard E, Gilchrist J, Knox C. Sports-related injuries among high school athletes–United States, 2005-06 school year. MMWR Morb Mortal Wkly Rep. 2006 Sep 29;55(38):1037.
2. Myklebust G, Bahr R. Return to play guidelines after anterior cruciate ligament surgery. Br J Sports Med. 2005 Mar;39(3):127–31.
3. Bahr R, Krosshaug T. Understanding injury mechanisms: a key component of preventing injuries in sport. Br J Sports Med. 2005 Jun;39(6):324–9.
4. Joseph AM, Collins CL, Henke NM, Yard EE, Fields SK, Comstock RD. A multisport epidemiologic comparison of anterior cruciate ligament injuries in high school athletics. J Athl Train. 2013 Nov;48(6):810–7.
5. McIntosh AS. Risk compensation, motivation, injuries, and biomechanics in competitive sport. Br J Sports Med. 2005 Jan;39(1):2–3.
6. Bahr R, Kannus P, Van Mechelen W. Epidemiology and prevention of sports injuries. In:Textbook

of Sports Medicine. Oxford, UK: Blackwell Science Ltd; 2008. p. 299–314.
7. Quillen DM, Wuchner M, Hatch RL. Acute shoulder injuries. Am Fam Physician. 2004 Nov 15;70(10):1947.
8. Jenkins DB. Hollinshead's functional anatomy of the limbs and Back. 9th ed. Saint Louis: Elsevier; 2008.
9. Krishnan SG. The shoulder and the overhead athlete. 1st ed. Philadelphia, PA; London: Lippincott Williams & Wilkins; 2004.
10. Ouellette H, Ouellette H, Labis J, Labis J, Bredella M, Bredella M, et al. Spectrum of shoulder injuries in the baseball pitcher. Skelet Radiol. 2008 Jun;37(6):491–8.
11. Pujalte GGA, Zaslow TL. A practical guide to shoulder injuries in the throwing athlete. J Fam Pract. 2013 Apr;62(4):175.
12. Kaplan LD, Flanigan DC, Norwig J, Jost P, Bradley J. Prevalence and variance of shoulder injuries in elite collegiate football players. Am J Sports Med. 2005 Aug 1;33(8):1142–6.
13. Clarsen B, Bahr R, Andersson SH, Munk R, Myklebust G. Reduced glenohumeral rotation, external rotation weakness and scapular dyskinesis are risk factors for shoulder injuries among elite male handball players: a prospective cohort study. Br J Sports Med. 2014 Sep;48(17):1327–33.
14. Field LD, Savoie FH. Common elbow injuries in sport. Sports Med. 1998 Sep;26(3):193–205.
15. Descatha AR, Shiri E, Viikari-Juntura H, Varonen M. Heliovaara Prevalence et determinants des epicondylites laterale et mediales: une enquete en population generale Prevalence and determinants of lateral and medial epicondylitis: a population study Am J Epidemiol 164 2006 1065 1074. Archives des Maladies Professionnelles et de l'Environnement. 2007;68(5):586.
16. Lee SW. Musculoskeletal injuries and conditions. New York: Demos Medical Publishing; 2016.
17. Sendher R, Ladd AL. The scaphoid. Orthop Clin N Am. 2013;44(1):107–20.
18. Andersson JK. Treatment of scapholunate ligament injury: current concepts. EFORT Open Reviews. 2017 Sep;2(9):382–93.
19. Nagle DJ. Triangular fibrocartilage complex tears in the athlete. Clin Sports Med. 2001;20(1):155–66.
20. Topol GA, Reeves KD. Regenerative injection of elite athletes with career-altering chronic groin pain who fail conservative treatment: a consecutive case series. Am J Phys Med Rehabil. 2008 Nov;87(11):890–902.
21. Weir A, Brukner P, Delahunt E, Ekstrand J, Griffin D, Khan KM, et al. Doha agreement meeting on terminology and definitions in groin pain in athletes. Br J Sports Med. 2015 Jun;49(12):768–74.
22. Whittaker JL, Small C, Maffey L, Emery CA. Risk factors for groin injury in sport: an updated systematic review. Br J Sports Med. 2015 Jun;49(12):803–9.
23. Swenson DM, Collins CL, Best TM, Flanigan DC, Fields SK, Comstock RD. Epidemiology of knee injuries among U.S. high school athletes, 2005/2006–2010/2011. Med Sci Sports Exerc. 2013 Mar;45(3):462–9.
24. Engstrom B, Forssblad M, Johansson C, Tornkvist H. Does a major knee injury definitely sideline an elite soccer player? Am J Sports Med. 1990 Jan 1;18(1):101–5.
25. Nicolini AP, de Carvalho RT, Matsuda MM, Sayum JF, Cohen M. Common injuries in athletes'

knee: experience of a specialized center. Acta Ortopedica Brasileira. 2014;22(3):127–1.

26. Nelson AJ, Collins CL, Yard EE, Fields SK, Comstock RD. Ankle injuries among United States high school sports athletes, 2005-2006. J Athl Train. 2007 Jul;42(3):381–7.
27. Ferran NA, Maffulli N. Epidemiology of sprains of the lateral ankle ligament complex. Foot Ankle Clin. 2006;11(3):659–62.
28. McKay GD, Goldie PA, Payne WR, Oakes BW. Ankle injuries in basketball: injury rate and risk factors. Br J Sports Med. 2001;35(2):103–8.

스포츠 부상 재활에 있어서 최신 지견 3

Current Practices in Sports Injury Rehabilitation

부상당한 운동선수가 경기로 복귀하기 위해서 잘 구성된 재활 프로그램은 필수적이다. 이 장에서는 스포츠 부상 관리와 스포츠 재활의 4단계에 대한 최신지견을 다루고자 한다. 또한 재활 프로그램을 충실히 수행하기 위한 이론적 접근법에 대해 간략한 설명을 제공하고자 한다.

스포츠 부상 후 시기적절하고 안전한 스포츠 활동으로의 복귀를 위해 재활은 필수적이다. 재활 프로그램의 목표는 부상 이전의 경기력을 회복하는 것이나 모든 선수들이 이를 성취하는 것은 현실적으로 어렵다. 부적절한 재활 혹은 스포츠 활동에의 조기 복귀는 선수들에게 치명적일 수 있는데, 이로 인해 재부상이 발생하거나, 심하지 않은 부상이 더 악화될 수 있기 때문이다.

조직 손상은 통증과 부종을 유발하고 관절에서 삼출액을 만든다. 스포츠 부상 관리의 기본 원칙은 RICE 이다. RICE는 휴식, 얼음, 압박, 올리기(rest, ice, compression, and elevation)의 약자이다. 여러 해 동안, 이 기본 원칙에서 다양한 수정이 제안되었으며, RICE 원리에 "보호(protection)"를 추가하여 PRICE로 바뀌게 되었다. 최근에, 이 개념은 보호, 최적 하중(optimal loading), 얼음, 압박 및 올리기를 나타내는 POLICE로 바뀌었다[1].

스포츠 부상 재활에서는 일률적으로 인정되는 프로토콜은 없으며, 프로토콜과 프로그램은 특정 환자의 필요에 따라 개별적으로 적용되어야 한다.

모든 스포츠 재활 프로그램의 일반 원칙은 다음 목표를 달성하는 것을 지향한다:[2].

- 통증 경감(Reducing pain)
- 부종 경감(Reducing the edema)
- 가동범위의 회복(Restoration of range of movement)

- 각 운동에 맞는 근력의 회복(Regaining sports-specific muscle strength)
- 운동 제어 정상화(Normalizing motor control)
- 보행과 닫힌 사슬 운동의 향상(Improving the gait and close kinetic chain motion)
- 고유 감각 장애의 향상(Improving proprioceptive deficits)
- 부하 조절과 활동으로의 복귀(Controlled loading and return to impact activities)
- 재부상 위험의 최소화(Minimizing reinjury risk)
- 종목에 맞는 특정 민첩성 훈련(Sport-specific agility drills)
- 심혈관 건강의 유지(Maintaining cardiovascular fitness)
- 내외 요인들에 대한 대처(Address any intrinsic and extrinsic factors).

일반적으로 말해서, 스포츠 재활에는 4개의 단계가 있다.

- **Stage 1**:

  PRICE/POLICE 원칙에서 시작한다. 운동선수가 통증, 붓기, 삼출액 등의 증상이 없고 정상적 가동범위 일 때는 stage 2로 진행할 수 있다.

- **Stage 2**:

  이 단계의 주요 활동은 열린-닫힌 사슬 운동, 고유 수용성 운동, 그리고 달리기이다. 운동선수가 통증, 붓기, 삼출액 등의 증상이 없고 정상적 가동범위 일 때는 stage 3로 진행할 수 있다(역주 : 열린-닫힌 사슬 운동, 고유수용성 운동, 달리기를 했을 때 증상이 나타나지 않아야 다음 단계로 진행한다).

- **Stage 3**:

  이 단계는 스포츠별 훈련과 리컨디셔닝(reconditioning)에 초점을 맞춘다. 운동선수가 스포츠별 기술을 수행했을 때 통증, 부종 삼출액이 발생하지 않으면 재활 마지막 단계로 진행할 수 있다.

- **Stage 4**:

  이 단계의 주요 목적은 상태 유지와 재부상의 방지이다. 선수가 컨디셔닝(conditioning)을 유지할 경우, 완전한 기능 회복에 도달하고 재활 프로그램을 완성했다는 인증을 받을 수 있다.

이 중 어느 단계에서든 선수가 통증, 부종, 삼출액이 생기면 이전 단계로 다시 내려가는 프로그램을 반복한다.

이 단계들은 그림 3.1에 요약되어 있다.

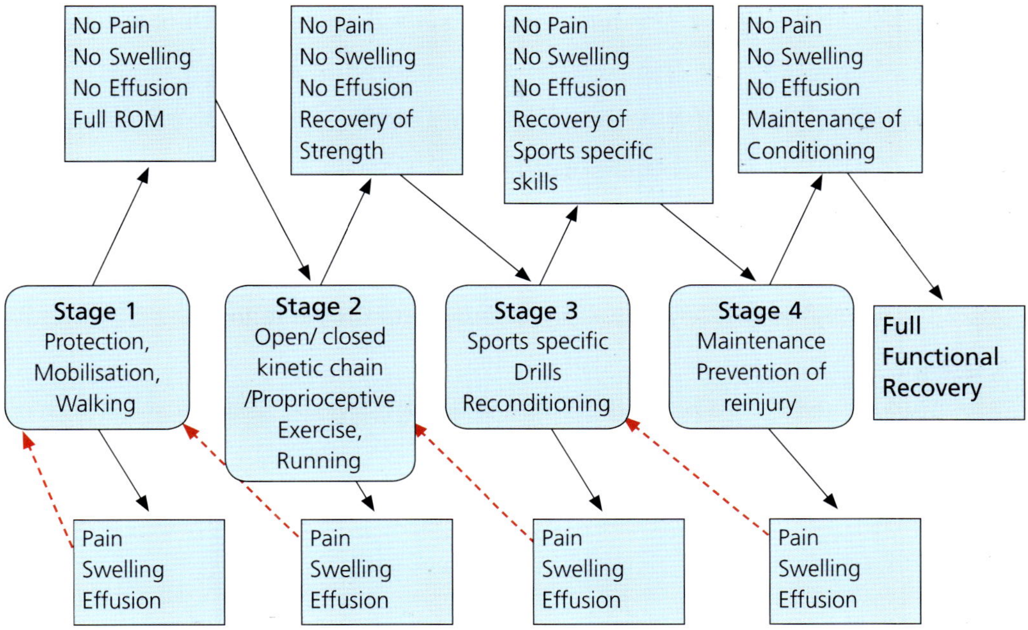

그림 3.1 스포츠 재활의 단계: Adopted from [3]

3.1 목표지향적 재활에의 접근방식 Goal-Oriented Rehabilitation Pathway

스포츠 재활을 위해 적용된 세 가지 이론적 접근방식은 다음과 같다[4].

1. 보호 동기 이론(Protection Motivation Theory)
2. 개인 투자 이론(Personal Investment Theory)
3. 인지 평가 모델(Cognitive Appraisal Model)

보호 동기 이론은 행동양식을 예측하는 데 도움이 된다. 운동선수들은 건강위협이 높고, 재활 프로그램이 효과적이라고 인식하며, 재활 프로그램을 완료할 수 있을 때, 스포츠 부상 치료를 유지한다. 이 이론에서는 습관적인 행동과 사회, 환경적 요인을 고려하지 않는다.

개인 투자 이론에 따르면, 재활 과정의 의미는 개개인의 특성과 상황적 요인에 의해 결정된다. 이는 개인의 투자와 행동에 영향을 미치는 의미의 주관적인 해석에 달려있다. 부상 재활 과정의 의미가 재활 프로그램의 유지에 영향을 주게 된다.

인지 평가 모델에서는 스포츠 부상에 대한 운동선수의 행동 반응이 1차 및 2차 평가 과정 모두에 영향을 받는다는 것을 시사한다. 1차 평가는 부상이 선수들의 웰빙과 목표에 미치는 영향에 관한 것이며, 2차 평가는 부상을 극복하기 위한 선수들의 자원에 중점을 두었다. 부상 후 선수들의 행동은 개인적, 상황적 요인으로 인해 발생하는 감정적 반응에 영향을 받는다. 운동선수의 회복에 대한 스포츠 의학/부상 담당의의 기대치는 스포츠 부상 재활에 대한 선수들의 순응도에 영향을 미치는 하나의 요인으로, 이는 운동선수의 부상에 대한 인지적, 정서적 반응에 영향을 미칠 수 있다. 선수들의 부상에 대한 해석과 재활 프로그램 준수 여부를 결정하는 데 인지 평가 모델이 중심 역할을 한다.

스포츠 부상 재활 프로그램은 선수들의 인지적, 정서적, 행동적 문제들을 고려하여 개인의 특성에 맞춰 설계되어야 한다.

핵심 요약 Key points

- 구조화된 재활 프로그램은 부상을 입은 운동선수들에 대한 조기 복귀의 초석이다.
- 재활 프로그램은 4단계로 구성된다.
- 치유의 병리 생리학적 과정 이외의 요인들 또한 회복 과정에 기여한다.
- 선수가 재활 프로그램을 유지할 수 있도록 세 가지 이론적 접근법을 고려해야 한다.

참고문헌

1. Bleakley CM. PRICE needs updating, should we call the POLICE? South African J Sports Med. 2016 Jan 22;25(1)
2. Hudson Z. Rehabilitation and return to play after foot and ankle injuries in athletes. Sports Med Arthrosc Rev. 2009 Sep;17(3):203–7.
3. Roi GS. Return to competition following athletic injury: sports rehabilitation as a whole. Medicina de l’esport: Apunts; 2010 Jan 1.
4. Christakou A, Lavallee D. Rehabilitation from sports injuries: from theory to practice. Perspect Public Health. 2009 May;129(3):120–6.

프롤로치료 Prolotherapy 4

이 장의 내용은 프롤로치료의 정의로 시작해서 그 역사적 발전 과정으로 이어진다. 초기에 미국에서 주로 행해졌지만, 점점 더 많은 연구 논문들이 나오면서 이 치료법은 전세계로 퍼져나갔다. 다양한 농도의 포도당이 신체에 각기 다른 영향을 미칠 수 있다는 의미에 초점을 맞춰 작용 메커니즘을 기술하였다.

발생 가능한 부작용 뿐만 아니라 적응증과 금기증도 명시하였다. 포도당 프롤로치료의 주요 장점 중 하나로서 높은 안전성이 강조되고 있다. 적절한 바늘 위치 기법을 익히는 것이 중요하다.

4.1 프롤로치료의 정의 Definition of Prolotherapy

프롤로[세포의 생성 또는 증가(multiplication)을 의미하는 증식(proliferation)의 약어]는 다양한 근골격계 질환에 적용되는 보완, 대체 치료법이다. 그것은 치유 과정을 자극하기 위해 여러 자극적인 물질들을 주입하는 주사 기반 치료법이다. 프롤로치료 성분의 작용 메커니즘이 알려지면서 과학자들은 프롤로치료라는 용어를 더 적절한 용어인 "재생 주사 치료법(regenerative injection therapy－RIT)" 또는 더 구체적으로 "정상 세포와 조직의 재생을 촉진하기 위한 성장 인자 또는 성장 인자 생산 촉진제의 주입"으로 대체하도록 촉구하고 있다[1]. 그러나, 프롤로치료(prolotherapy)이라는 용어가 국제적으로 인정받고 있기 때문에, 이 책에서도 같은 용어가 사용될 것이다. 최근 프롤로치료라는 용어는 다른 재생 치료 영역에서도 폭넓게 사용되고 있다.

4.2 프롤로치료의 역사 History of Prolotherapy

프롤로치료 개념의 기원에 대한 정확한 연도를 알기는 어려운데 왜냐하면 프롤로치료의 이용이 약 100년 전에도 있었던 흔적이 있기 때문이다. 그러나, 실제 프로토콜은 1930년 미국의 외과의사인 George Hackett[2]에 의해 공식화되었다. 그는 "프롤로치료(prolotherapy)"이라는 용어를 만들었다. Hackett과 그의 제자인 Gustav Hemwall은 현대 프롤로치료 요법의 "아버지"로 여겨진다.

Gustav Hemwall 박사는 1969년 프롤로치료 재단을 설립하는 것을 도왔다. 이 재단은 그의 선생님인 George Hackett 박사를 기리기 위해 "Hackett" 프롤로치료 재단으로 명명되었다. Hemwall 박사는 프롤로치료를 위한 의료 봉사(charity mission)와 홍보를 시작했다. Jeff Patterson, Ross Hauser 같은 열성적인 의사들을 온두라스로 오게 하여 무료로 프롤로치료를 베풀고, 지역 의사들에게 이 새로운 기술을 가르쳤다. 1998년 Hemwall 박사 사후 Jeff Patterson 박사가 이 임무를 이어받았다. 이 재단은 Hackett-Hemwall 재단으로 이름이 바뀌었고, 2014년 Jeff Patterson이 사망한 후 다시 Hackett-Hemwall-Patterson 재단으로 이름이 바뀌었다.

긴 역사와 프롤로치료의 선구자들의 엄청난 경험에도 불구하고, 이 기술은 수십 년 동안 미국 외에서 알려지지 않았다. 하지만, 지난 10년에서 15년 사이에 프롤로치료는 많은 인기를 얻어서 수 많은 학회, 강좌에서 발표되고, 연구 논문들이 발간되었으며, 전자 매체를 통한 보도가 극적으로 증가했다.

프롤로치료는 "치료의 예술(The art of healing)"로 상표가 붙여졌고, 점차 유럽으로 옮겨갔으며, 그곳에서 Stephen Cavallino 박사가 이끄는 이탈리아 프롤로치료자들이 그들의 동료들에게 프롤로치료의 기술을 가르치기 위한 목적으로 유럽 프롤로치료 학교(European School of Prolotherapy)를 설립했다. 이탈리아, 그리스, 터키에서 조직된 학회와 실전 임상적용("hands-on" practice)을 통해 유럽과 중동지역 의사들이 이 단체에 가입하고 이론과 실제적인 지식과 기술을 습득했다. 혈소판 풍부 혈장(PRP)과 줄기세포치료보다 논문 발간이 적지만, 전 세계적으로 프롤로치료를 훈련한 임상의들의 수가 꾸준히 증가하고 있다.

4.3 프롤로치료: 작용기전 Prolotherapy: Mechanism of Action

폴리도카놀(註-국소 마취제 및 항소양제로 쓰이며 연고 및 목욕 첨가제의 일부), 망간,

아연, 인간 성장호르몬, 속돌(pumice ; 註-경석 또는 부석으로 불리우는 현무암의 일종, 물에 뜬다), 오존, 글리세린 또는 페놀을 포함한 다양한 성분이 단일 형태 또는 조합되어 치료 재료로 사용되었다[2]. 그러나 작용 메커니즘이 다르다고 추정되는 세 가지의 자주 사용되는 용액은 고장성 포도당, 페놀글리세롤-포도당(P2G), 대구 간 추출물 모루후산 나트륨(morrhuate sodium)[3]이다. 그 중에서, 입증된 치료 효과, 알레르기에 대한 무반응, 낮은 가격 때문에 가장 많이 사용되는 성분은 고장성 포도당이다. 일반적으로 12.5-25%의 농도에서 사용되지만, 5%와 10%의 농도 또한 실제로 사용된다[4].

고장성 포도당 작용 메커니즘은 여전히 불분명하다. 주사를 하면 기계적 스트레스를 유발하고 자연 치유 캐스케이드(cascade)를 자극하는 염증 반응을 유발한다고 추정되고 있으며, 그 과정은 상처 치유와 비슷하다.

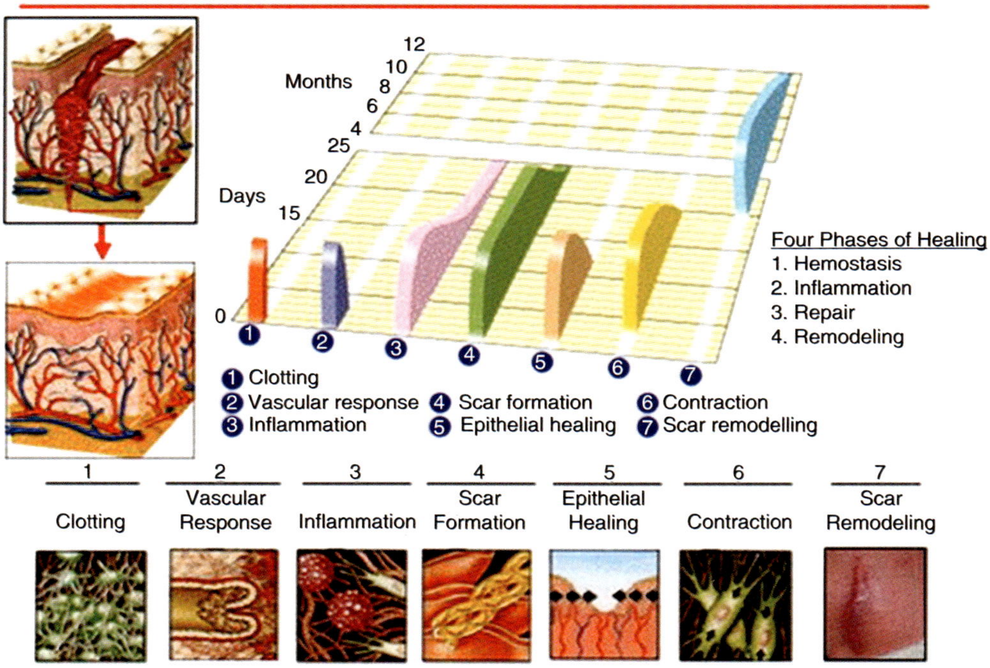

그림 4.1 **상처 치유의 단계 from [6] with permission**

상처의 생리적 치유에는 염증, 증식, 리모델링 단계가 포함된다. 그 과정은 콜라겐의 형성으로 끝나며, 이것은 결합조직의 보강과 관절의 안정성을 유도한다[5, 6] (그림 4.1). 그것은 통증을 덜어주고 기능을 향상시킨다.

이 패러다임에 따라, 증식 치료자의 "아버지"인 George Hackett 박사는 염증, 육아 발생(granulation), 증식, 성숙을 포함하는 치료 모델 캐스케이드를 주장했다[2]. 그러나 염증 반응은 식염수를 비롯하여 다른 용액들 심지어는 어떤 성분도 없는 바늘에 의해서도 유발되므로 포도당(dextrose)의 장점이 무엇인지는 분명하지 않다[7].

전임상(preclinical) 연구들은 세포에서 0.1% 이상의 포도당 농도의 증가는 단백질과 DNA 합성, 세포 용적, 그리고 증식을 자극하는 것을 보여주었다[8]. 높은 포도당 농도는 내피 세포 자연사(apoptosis)와 양(positive)의 상관관계를 가지고 있는 반면, 고삼투압은 내피세포 괴사(necrosis)를 유발한다[9].

흥미로운 가설은 포도당이 힘줄과 인대의 회복에 관련된 다양한 성장 인자의 내인성 활성화를 시작할 수 있다는 것이다. 다양한 포도당 농도들이 혈소판 유도 성장인자(PDGF)[10], 변형 성장인자-베타(TGFβ)[11], 헤파린 결합 표피 성장인자[12], 기본 섬유아세포 성장인자[13], 인슐린 유사 성장인자(IGF 1)[14] 및 결합 조직 성장인자[15]의 활동에 영향을 미치는 것으로 나타났다. 성장 인자들은 신체에서 염증 및 항염증 역할을 할 수 있으며, 이는 연조직의 치유와 관련이 있다고 알려져 있다[16]. 동물 연구에서, 인슐린 유사 성장인자(IGF 1)가 퇴화된 힘줄의 콜라겐 구조를 개선한다는 것이 밝혀졌다[17]. 변형 성장인자-베타(TGFβ) 주입은 절개 및 봉합한 아킬레스건에서 강도와 파괴 하중을 증가시킨다[18]. IL1과 TNF와 같은 염증성 사이토카인을 차단하는 것이 류마티스 관절염, 염증성 장 질환, 그리고 이식편대숙주질환(Graft Versus Host Disease)에 치료 효과를 제공하는 것으로 확인되었다[19].

고삼투압 포도당(hyperosmolar dextrose)은 농도에 따라서 낮은 농도에서는 비염증성, 고농도에서는 염증성 효과의 이중 효과가 있을 수 있다. 전통적으로 12.5~25%의 농도로는 염증반응과 동화작용을 발생시킨다. 반면에 5%의 낮은 농도는 통증감소라고 하는 특화된 감각신경 메커니즘을 가진다[7, 20]. 체외 실험 결과들은 고농도 포도당(12.5%, 15%)이 섬유아세포의 세포자멸사(apoptosis)를 유발하는 반면 저농도(1%, 5%, 10%)는 섬유아세포에 있는 혈관신생 성장인자(VEGF, PDGFA, PDGFB, IGF1)의 증가 및 세포 자연사 인자(CASP3, CASP8)의 유전자 발현을 증가시키는 것으로 확인되었다[20].

4.4 포도당 프롤로치료의 적응증과 금기

Indications and Contraindications for Dextrose Prolotherapy

관절과 연조직 구조물들은 스포츠 의학 분야에서 주요 치료 대상이다. 스포츠 관련 부상뿐만 아니라 오스굿씨슐라터병과 같은 부상과 관련 없는 질병도 포함된다. 다음 표에는 다양한 해부학적 위치, 대상 구조물들 및 치료에 사용되는 포도당 주사의 농도가 나와 있다(표 4.1).

경추 및 요추 인대 치료와 관련된 부작용에 대한 광범위한 연구에서 프롤로치료의 가장 일반적인 부작용은 통증이며 그 다음 빈도로는 경직(stiffness)과 멍이라는 결론을 내렸다. 이 연구들에서 심각한 합병증의 기록은 없었고 10년의 기간 동안 2,000번 시술 중에, 69명의 환자들에게 입원이 필요했고, 5명의 환자들에게서는 영구적인 신경 손상이 있었다.

포도당 프롤로치료와 관련된 금기 및 부작용은 표 4.2 [21]에 열거되어 있다.

표 4.1 포도당 프롤로치료로 치료되는 해부학적 구조

Location	Targeted structure	Dextrose concentration
Shoulder	Tendons, ligaments, bursas, labrum, periscapular region, capsule, cartilage	<10%,10%, 12.5%, 15%, 25%
Elbow	Tendons, ligaments, bursa, capsule, cartilage	<10%,10%,12.5% 15%, 25%
Wrist and hand	Tendons, ligaments, capsule, cartilage	<10%,10%, 12.5%, 15%, 25%
Hip	Tendons, ligaments, acetabular labrum, Cartilage	<10%, 10%,12.5%, 15%, 25%
Knee	Tendons, ligaments, meniscus, capsule, cartilage	<10%,10%, 12.5%, 15%, 25%
Ankle and foot	Tendons, ligaments. bursa, plantar aponeurosis, capsule cartilage	<10%,10%, 12.5%, 15%, 25%
Cervical, thoracic, and lumbosacral spine	Tendons, ligaments, capsule, facet joints, sacroiliac joints, caudal space	<10%,10%, 12.5%, 15%, 25%

표 4.2 포도당 프롤로치료와 관련된 금기 및 부작용

Contraindications	Adverse reactions
Metastatic cancer	Pain
Non-musculoskeletal pain	Stiffness
Spinal anatomical defects	Bruising
Systemic inflammation	Pneumothorax
Morbid obesity	Nerve damage
Bleeding disorders	Temporary systemic reactions
Low pain threshold	Hemorrhage
Inability to perform post-treatment exercises	Spinal cord insult
Whole-body pain	Disk injury
Hepatic conditions	
Allergy to ingredients, main lidocaine	

포도당 자체는 정맥으로 주입되더라도 안전한 물질로 간주된다.

부작용은 주로 바늘이 잘못된 위치에 주입되는 것과 관련이 있기 때문에 전문적인 기술을 숙달하는 것이 중요하다. 근골격계에 대한 해부학, 특히 신경과 혈관의 위치에 대한 지식는 안전한 치료를 위해 중요하다. 척추에 대한 주입은 예기치 못한 반응이 일어날 위험성이 높음을 고려해서 일반적으로 고급 코스에서 학습한다.

핵심 요약 Key points

- 프롤로치료는 50년 이상 행해졌지만 주로 미국의 개인 클리닉에서 행해졌다. 최근에 그것은 미국 외 세계에서 대중화되고 있다.
- 이것은 손상된 힘줄, 인대, 근육, 관절막, 관절 등에 주입하기 위해 다양한 물질들을 사용하는 주사 기반 치료법이다. 가장 흔한 치료물질은 고장성 포도당이다.
- 포도당 프롤로치료의 작용 메커니즘은 아직까지 명확히 밝혀지지 않았으며 주입된 용액의 농도에 따라 달라질 수 있다.
- 적절한 적응증을 고려하고 금기 및 발생가능한 부작용을 인식하면서 환자를 적절하게 선택하는 것은 매우 중요하다.
- 포도당 프롤로치료가 적절하게 적용된다면, 매우 안전한 치료법이다.
- 프롤로치료는 다른 재생 치료법에 비해 저렴하기 때문에, 다른 더 비싼 치료를 선택할 여유가 없는 환자들에게 대안으로 여겨질 수 있다.

참고문헌

1. Hackett GS, Hemwall GA, Montgomery GA. Ligament and tendon relaxation treated by Prolotherapy. 5th ed. Gustav A. Hemwall: Oak Park, IL; 1993.
2. Rabago D, Slattengren Andrew DO, Zgierska A. Prolotherapy in primary care practice. Prim Care. 2010;37(1):65–80.
3. Distel LM, Best TM. Prolotherapy: a clinical review of its role in treating chronic musculoskeletal pain. PM R. 2011;3(6 suppl 1):S78–81.
4. DeChellis DM, Cortazzo MH. Regenerative medicine in the field of pain medicine: prolotherapy, platelet-rich plasma therapy, and stem cell therapy-theory and evidence. Tech Reg Anesth Pain Manag. 2011;15(2):74–80.
5. Alexander S, Carlson JW, Schultz Gregory S, Davis Thomas A, Elster Eric A. Topical advances in wound care. Gynecol Oncol. 2008;111(2):S70–80.
6. Jensen KT, Rabago DP, Best TM, Patterson JJ, Vanderby R. Early inflammatory response of knee ligaments to prolotherapy in a rat model. J Orthop Res. 2008 Jun;26(6):816–23.
7. Natarajan R, Gonzales N, Xu L, Nadler JL. Vascular smooth muscle cells exhibit increased growth in response to elevated glucose. Biochem Biophys Res Commun. 1992;187(1):552–60.
8. McGinn S, Poronnik P, King M, Gallery EDM, Pollock CA. High glucose and endothelial cell growth: novel effects independent of autocrine TGF-beta 1 and hyperosmolarity. AJP – Cell Physiology. 2003 Jun 1;284(6):C1374.
9. Di Paloa S, et al. High glucose concentration induces the overexpression of transforming growth factor-beta through the activation of a platelet-derived growth factor loop in human mesangial cells. Am J Pathol. 1996;149:2095–106.
10. Oh J, et al. Sequential effects of high glucose on mesangial cell transforming growth factor-beta 1 and fibronectin synthesis. Kidney Int. 1998;54:1872–8.
11. Fukuda K, et al. High concentration of glucose increases mitogenic responsiveness to heparin-binding epidermal growth factor-like growth factor in rat vascular smooth muscle cells. Arteriosclerosis Thombosis and Vasculature Biology. 1997;17:1962–8.
12. Ohgi S, et al. Glucose modulates growth of gingival fibroblasts and periodontal ligament cells: correlation with expression of basic fibroblast growth factor. J Periodontal Res. 1996;31:579–88.
13. Pugliese G, et al. Increased activity of the insulin-like growth factor system in mesangial cells cultured in high glucose conditions. Relation to glucose-enhanced extracellular matrix production. Diabetologia. 1996;39:775–84.
14. Reeves K. Prolotherapy: injection of growth factors or growth factor production stimulants to growth normal cells or tissue. In: Waldman SD, editor. Pain Management. Philadelphia: Elsevier; 2006. p. 1106–27.
15. Ryabov VV, Kirgizova MA, Suslova TE, Karas SI, Markov VA, Karpov RS. Relationships of growth factors, proinflammatory cytokines, and anti-inflammatory cytokines with long-term clinical results of autologous bone marrow mononuclear cell transplantation in STEMI. PLoS One. 2017;12(5):e0176900.
16. Dahlgren LA, der Meulen V, Marjolein CH, JEA B, Starrak GS, Nixon AJ. Insulin-like growth

factor-I improves cellular and molecular aspects of healing in a collagenase-induced model of flexor tendinitis. J Orthop Res. 2002;20(5):910–9.
17. Kashiwagi K, Mochizuki Y, Yasunaga Y, Ishida O, Deie M, Ochi M. Effects of transforming growth factor-β 1 on the early stages of healing of the Achilles tendon in a rat model. Scand J Plast Reconstr Surg Hand Surg. 2004;38(4):193–7.
18. Dinarello CA. Proinflammatory Cytokines. Chest. 2000 Aug;118(2):503–8.
19. Jensen KT, Rabago D, Best TM, et al. Longer term response of knee ligaments to prolotherapy in a rat injury model. Am J Sports Med. 2008;36:1347–57. Crossref, Medline, Google Scholar.
20. Guran Ş, Çoban ZD, Karasimav Ö, Demirhan S, Karaağaç N, Örscelik A, et al. Dextrose solution used for prolotherapy decreases cell viability and increases gene expressions of angiogenic and apopitotic factors. Gulhane Medical Journal. 2018;60(2):42.
21. Dagenais S, Ogunseitan O, Haldeman S, Wooley JR, Newcomb RL. Side effects and adverse events related to Intraligamentous injection of Sclerosing solutions (Prolotherapy) for Back and neck pain: a survey of practitioners. Arch Phys Med Rehabil. 2006;87(7):909–13.

포도당 프롤로치료: 준비 방법과 치료 프로토콜 5

Dextrose Prolotherapy: Preparation Methods and Protocols of Treatment

이 장에서는 프롤로치료제를 준비하는 방법과 치료 적용 프로토콜(protocol)을 설명한다. 효과적인 결과는 적절한 진단과 적합한 환자 선택에 달려있다. 진단은 방사선 이미지에 의존하지 않고 오히려 특정한 촉진 기술에 의한다. 주사성분들의 리스트와 농도를 명시하였다. 통증의 가능성이 있는 원인 지점들을 표시하고 주입해야 한다. 이 때문에 혈소판 풍부 혈장이나 줄기세포와 같은 다른 재생 주사 시술과는 다르다. 또한 관절강 내 또는 관절 외 적용을 위한 준비 방법이 명시되어 있다. 치료의 횟수나 빈도와 관련하여 Hackett과 Hemwall이 제안한 원래의 프로토콜도 설명된다. 마지막으로 이 장은 동물에 적용했던 프롤로치료요법의 결과로 끝을 맺는다.

프롤로치료를 시작하기에 앞서 진단이 적절하여야 한다. 혈액 및 방사선 검사를 진행하기에 앞서 질병에 대한 상세한 병력 청취와 이학적 검사를 의무적으로 실시해야 한다. 치료자들이 영상에만 의존하면 안 된다는 것을 인지하는 것은 매우 중요하다. 많은 경우 자기공명(magnetic resolution)에서 볼 수 있는 병변은 통증의 주 원인이 아닐 수 있기 때문이다. 촉진 테크닉(palpation technique) 및 압통점(tender points)들에 대한 표시는 실제로 주사를 시작하기 전에 가장 중요한 진단 도구이다.

프롤로치료 성분에 대한 잠재적 알레르기 반응뿐만 아니라 금기를 살펴볼 필요가 있다. 알레르기 반응은 포도당 주사에서는 매우 드물고 주로 리도카인과 관련이 있을 수 있다.

다음은 포도당 프롤로치료에 필요한 물품들의 목록이다(그림 5.1) :

I. 50% dextrose solution

II. 1% or 2% lidocaine solution

III. 0.9% sodium chloride solution

IV. Chlorhexidine gluconate solution

V. Syringes 10 cc, 5 ccs, and 2 ccs

VI. Needles: 27G 1 1/2″, 1 1/4″ and 27G 1″ 25G 2″ 22G/21G 2 3/4″*

VII. Sterile gloves

VIII. Gauze pads, cotton, adhesive bandages

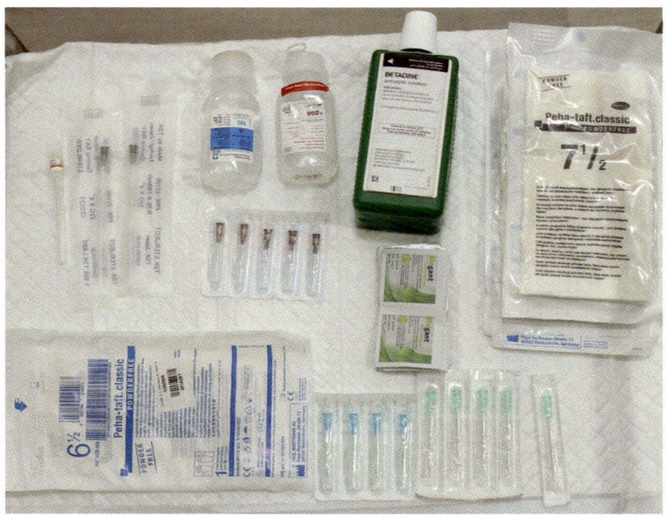

그림 5.1 포도당 프롤로치료에 필요한 물품들*

깊은 곳에 위치한 구조물은 긴 바늘이 필요하듯, 바늘의 크기는 주사 부위에 따라 다르다.

프롤로치료 준비는 통증의 잠재적인 원인이 될 수 있는 해부학적 구조물들을 촉진하며 시작된다. 대부분의 경우 힘줄 및 인대가 뼈에 부착하는 곳에 국한된다. 이 지점들을 멸균 마커로 표시한다. 발목-발 관절 인대와 힘줄(그림 5.2, 5.3, 5.4, 5.5, 5.6, 5.7, 5.8, 5.9, and 5.10)의 위치와 주사방향의 예를 보여주고 있지만, 실제로 경추, 흉부 및 요천추 뿐만 아니라 각각의 말초 관절에 표시해서 주사하게 되는 고유의 특정 지점이 있다.

프롤로치료 주사들을 위한 표시점 및 바늘 위치-발목-발의 관절들, 인대, 힘줄의 예(그림 5.2, 5.3, 5.4, 5.5, 5.6, 5.7, 5.8, 5.9, and 5.10).

주사할 지점 들을 표시한 이후, 치료할 부위 전체를 살균제로 소독하는데, 대개 Clorhexidine gluconate으로 소독하며, 이는 Pobidone Iodium보다 더 효율적이다[1]. 노터치 기법과 멸균 장갑 착용을 포함한, 외과적 처치에서 쓰이는 멸균 원칙을 준수해야 한다.

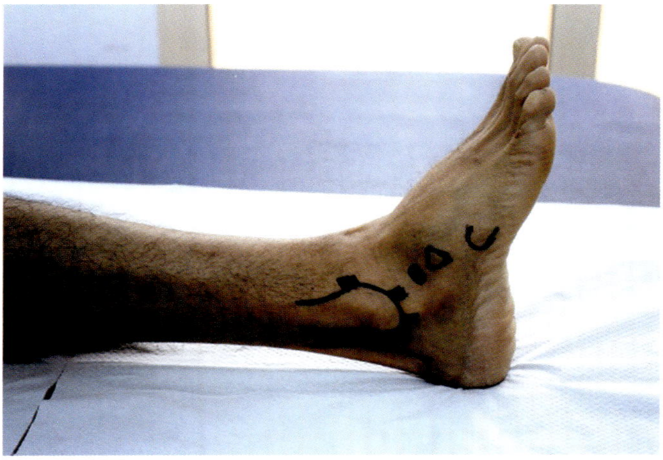

그림 5.2 발목 : 관절 외측 부위 표시. Image Courtesy Mr. Glendale Alkuino

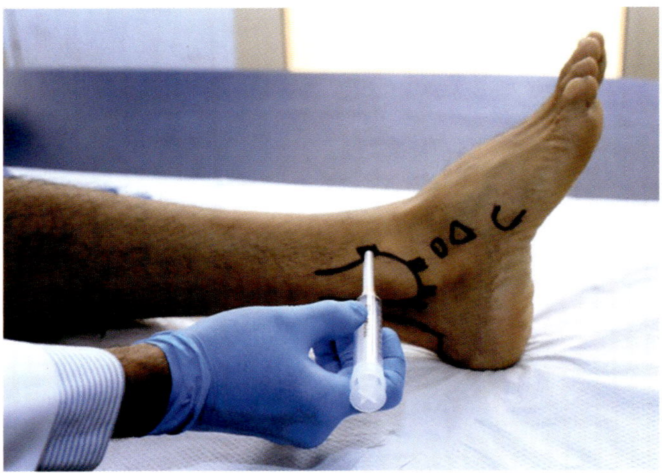

그림 5.3 전경비인대-바늘의 위치. Image Courtesy Mr. Glendale Alkuino

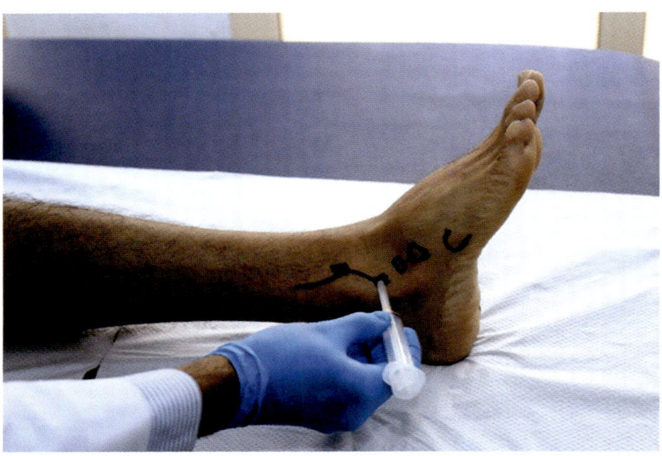

그림 5.4 전거비인대-바늘의 위치(ATFL). Image Courtesy Mr. Glendale Alkuino

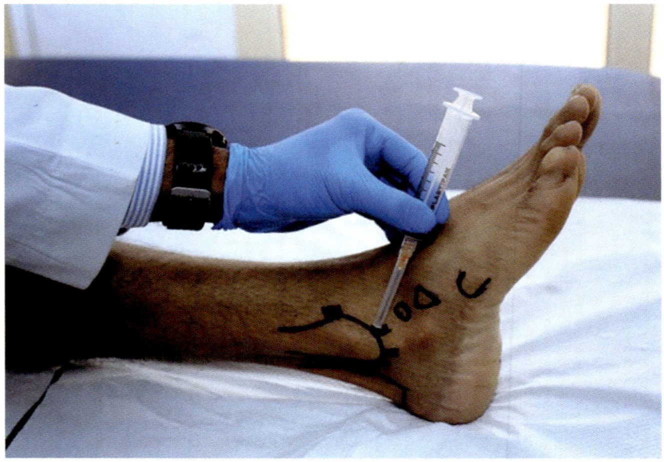

그림 5.5 전거비인대-바늘의 위치(ATFL). Image Courtesy Mr. Glendale Alkuino

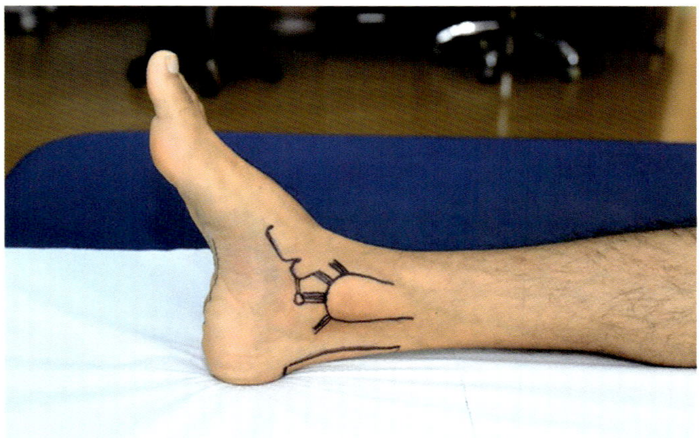

그림 5.6 발목 : 관절 내측 부위 표시. Image Courtesy Mr. Glendale Alkuino

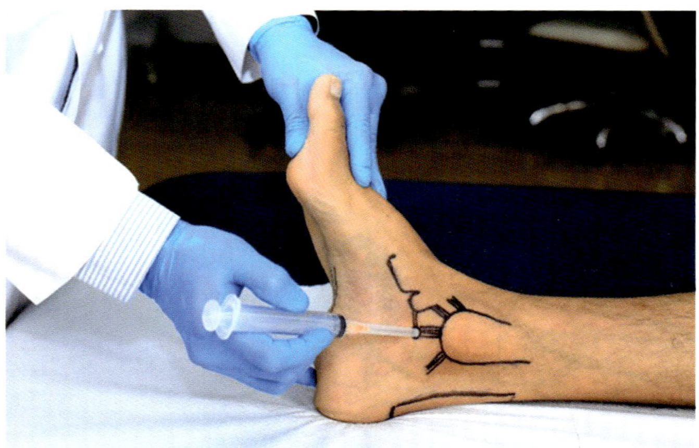

그림 5.7 경종인대 (Tibiocalcaneal ligament)-바늘의 위치. Image Courtesy Mr. Glendale Alkuino

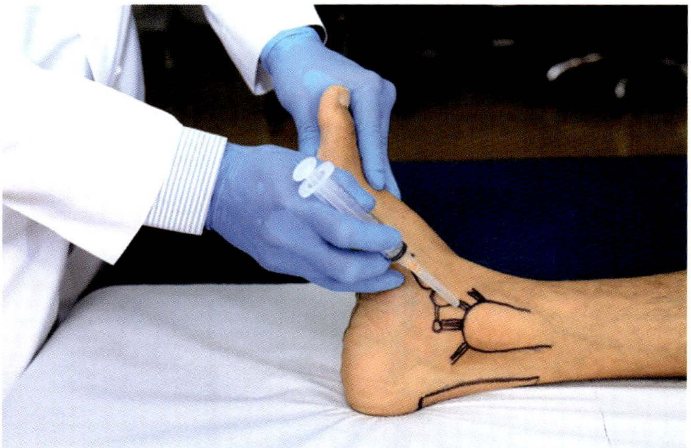

그림 5.8 경주인대 (Tibionavicular ligament). Image Courtesy Mr. Glendale Alkuino

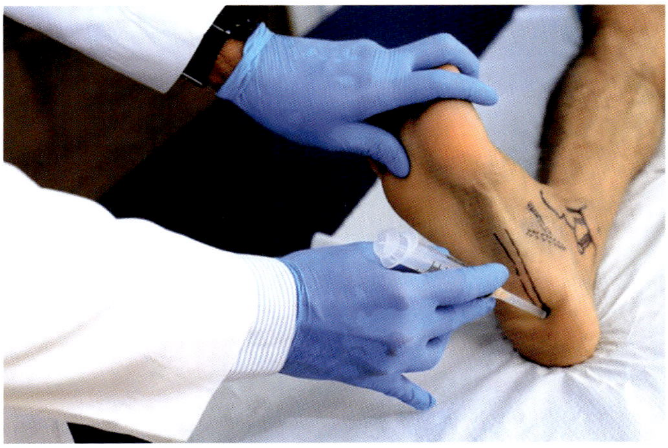

그림 5.9 족저근막 주사. Image Courtesy Mr. Glendale Alkuino

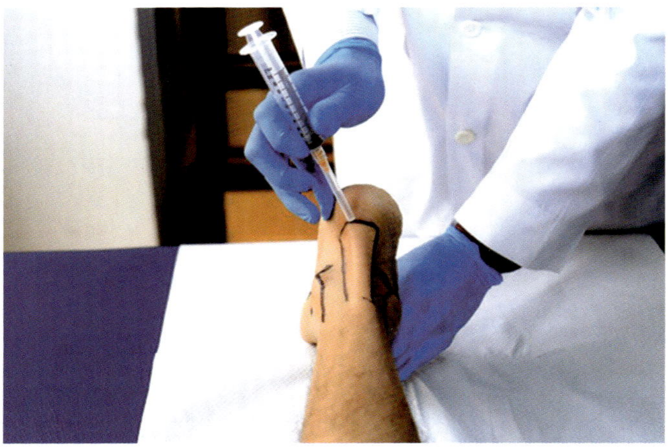

그림 5.10 아킬레스 건 주사–바늘의 위치. Image Courtesy Mr. Glendale Alkuino

표 5.1 관절강내와 관절주변 주사시 포도당 프롤로 용액의 농도

Intra-articular injections	Concentration	Periarticular injection	Concentration
10 cc syringe: 5 ml—50% dextrose 5 ml—lidocaine 1%	25% dextrose	10 cc syringe : 3 ml— 50% dextrose 3 ml—lidocaine 1% 4 ml—0.9 sodium chloride	15% dextrose
		10 cc syringe: 2.5 ml—50% dextrose 5 ml—lidocaine 1% 2.5 ml—o.9% sodium chloride	12.5% dextrose

소독 후 표시된 각각의 지점에 1% 리도카인 용량으로 국소 피하 주사를 시행한다. 국소 마취제를 주사한 후 관절 주위에 주사하기 위해 50% 포도당(dexrose)을 리도카인, 식염수와 혼합한다.

관절강 내 주사의 경우 식염주를 제외하고 포도당과 리도카인을 혼합한다. 적절한 기법은 적절한 바늘 각도와 침투 깊이 등을 포함한다. 바늘은 힘줄이나 인대의 뼈 부착부에 닿을 수 있을 정도로 깊어야 한다. 관절 주위 주사를 위한 12.5% 또는 15% 포도당이나 관절강 내 주사를 위한 25% 포도당과 같이 여러 다른 농도의 주사액들을 10 cc 주사기에 준비한다.

과학적 기반의 치료 프로토콜은 확립되지 않았지만, Hackett-Hemwall-Patterson 재단의 권고에 따라 4주에서 6주 간격으로 5~6회 반복해야 한다. 일부 프롤로치료 시술자는 시술 간격을 2주 또는 3주로 단축하고 환자의 상태에 따라 시술 횟수를 수정한다. 환자의 통증이 해소된 경우 5회 미만의 세션에서 치료를 완료할 수 있지만 5~6회 세션 후 적절한 반응이 없을 경우 시술 횟수를 늘릴 수 있다. 이러한 두 가지 방법에서 한 가지가 다른 것보다 더 낫다는 연구는 없다.

5.1 포도당 프롤로치료를 이용한 동물연구
Animals Study on Dextrose Prolotherapy

1983년에 발표된 역사적인 논문에서는 토끼의 내측 측부 인대에 증식 물질을 반복적으로 주입하면 골-인대 접합부의 강도, 크기 및 두께가 크게 증가한다는 사실이 밝혀졌다[2]. 이것은 경화 용액이 연조직 구조에 미치는 치료 효과를 확인하는 첫 번째 실험 증거였다.

그러나, 그 이후로 근골격계에 대한 포도당의 영향과 관련된 동물 연구는 몇가지 뿐이었

다. 그 중 하나는 15% 포도당이 쥐의 내측 측부 인대에 미치는 영향을 조사하는 연구이다. 연구는 대조군으로서 주사가 없거나 식염수 주입을 한 것에 비해서 포도당 주입에 의해 인대의 단면적이 크게 확대되었으나, 인대 이완(ligament laxity)은 호전이 없음을 확인했다[3]. 타박상으로 근육 손상을 유발한 생쥐에서 포도당 프롤로치료는 식염수 및 NSAIDs보다 더 나은 근육 회복력을 보였다. 대식세포 반응 억제(F4/80 단백질 감소), 근육위성세포 재생(muscle satellite cell regeneration, 데스민 단백질 증가), 근육 손상 개선(LDH 및 CK 감소)으로 나타났다. 또한, 10% 포도당이 20% 또는 30% 포도당 및 NSAIDs인 디클로페낙보다 근육 타박상 회복에 더 나은 치료 효과를 보인다는 것을 보고하였다[4]. 토끼의 손목터널증후군에 대한 또 다른 연구에서도, 생리식염수를 사용한 그룹에 비해 10% 포도당을 2회 주사한 그룹에서 활막하 결합조직(sub-synovial connective tissue, SSCT)의 에너지 흡수와 손목터널 부위에서의 경직성 증가를 발견하였다. 동시에, 신경전도 검사에서는 변화가 없었다. 이 모델은 손목터널증후군(CTS)의 발생에 대한 윤활막 섬유화의 영향을 연구하는 데 도움이 될 수 있다[5].

핵심 요약 Key points

- 적절한 농도를 얻기 위한 포도당 프롤로치료의 준비와 숙련된 주사 기술은 성공적인 치료의 두 가지 주요 요소이다.
- 임상 검사의 일부로서 촉진이 방사선 소견보다 더 중요하다.
- 통증의 잠재적 원인인 관절 내부와 관절 주변의 모든 손상된 구조를 포함하여 치료하기 때문에, 포도당 주사의 적용은 다른 치료법과는 다르다.
- 통일된 치료 프로토콜은 없지만 개인 경험을 바탕으로 한 프롤로치료 설립자의 권고가 있다.
- 제한된 수의 동물 연구가 유망한 결과를 제공했다.

참고문헌

1. Firas A, Michael Q, Ronan C, Arnold H. Chlorhexidine-alcohol versus povidone-iodine for pre-operative skin preparation: a systematic review and meta-analysis. Int J Surg Open. 2015;1:41–6.
2. Liu YK, Tipton CM, Matches RD, Bedford TG, Maynard JA, Walmer HC. An in situ study of a Sclerosing solution in rabbit medial collateral ligaments and its junction strength. Connect Tissue Res. 1983;11(2–3):95–102.

3. Kristina T, Jensen David P, Rabago Thomas M, Best Jeffrey J, Patterson Ray Vanderby J. Response of knee ligaments to Prolotherapy in a rat injury model. Am J Sports Med. 2008 Jul 1;36(7):1347–57.
4. Tsai S, Hsu Y, Lee M, Huang H, Huang C, Tung Y. Effects of dextrose prolotherapy on contusion-induced muscle injuries in mice. Int J Med Sci. 2018;15(11):1251–9.
5. Yoshii Y, Zhao C, Schmelzer JD, Low PA, An K, Amadio PC. Effects of hypertonic dextrose injections in the rabbit carpal tunnel. J Orthop Res. 2011 Jul;29(7):1022–7.

스포츠에서의 프롤로치료의 임상 적용 6

Clinical Applications of Dextrose Prolotherapy in Sports

프롤로치료는 힘줄, 인대, 근육, 관절막 그리고 관절에 주사하는 형태로 적용된다. 어깨, 팔꿈치, 손목/손, 고관절, 무릎과 발목/발의 통증으로 아파하는 환자들에게 도움을 줄 수 있다. 목, 허리의 통증도 프롤로치료로 나을 수 있다. 이번 장에서는 사지 관절들을 침범하는 가장 흔한 스포츠 손상(sports injury)이 무엇인지와 그 발생 기전, 그리고 프롤로치료로 어떻게 치료하는지에 대해 좀 더 자세하게 설명하고자 한다.

다양한 조건들로 포도당 주사를 적용한 과학적 논문들을 표의 형태로 적어보았다. 각각의 연구에서의 결론들과 권고사항들은 따로 강조해 놓았다. 좀 더 많은 무작위 대조 연구들(RCTs : randomized control clinical trials)이 필요하다.

6.1 어깨 Shoulder

어깨 손상에 대한 치료는 보존적이거나 수술적인 것 둘 중 하나이다. 치료를 선택할 때 손상의 종류(type)뿐만 아니라 환자의 연령, 기저질환, 주된 생활 스타일을 고려하게 된다. 대부분의 경미한 또는 중등도의 손상은 휴식이나 도수치료, 진통소염제 복용이나 스테로이드 주사로 치료한다. 수술은 좀 더 복잡한 경우에 시행되며, 관절경이나 수술을 하게 된다. 수술 후 재활도 통합된 치료의 한 부분이다.

지난 10년간 어깨 병변에 대한 포도당 프롤로치료와 관련된 여러 연구들이 발표되었다. 여기에는 비대조군(controlled)[1－3] 연구뿐만 아니라 대조군(controlled)[4－8] 연구도 포함되어 있다. 포도당의 농도나 치료 간격의 관점에서 이 연구들은 많은 이질성이 있다. 또한 목표 치료점도 달랐다. 연구의 디자인도 증례보고부터 이중 맹검 무작위대조연구(RCT)까지 다양하다(표 6.1, 6.2).

표 6.1 어깨 병변에 대한 포도당 프롤로치료: 비대조군 연구

Authors	Title	Injected structure	Study design	Dextrose concentration	Number of sessions	Results	Conclusion
Seenauth C.et al.	Dextrose prolotherapy for chronic shoulder pain: A case report.	GH* joint space, the AC* joint, the subacromial space, and the insertion of the supraspinatus.	Case record study	Mean 22.8%	3 sessions	Pain reduction of 90%. Complete functional improvement	The dextrose prolotherapy may be an effective alternative to surgery for chronic shoulder pain.
Trebinjac S. et al.	Long-term effect of prolotherapy on symptomatic rotator cuff tendinopathy.	Rotator cuff tendons, AC, and GH joints	Retrospective case record study	15% periarticular and 25% intra-articular	6	Significant pain reduction and functional improvement from baseline. 85.71% would recommend prolotherapy	Hyperosmolar dextrose prolotherapy may result in a significant reduction of pain and disability index in adult patients with chronic rotator cuff tendinopathy, without eliciting long-lasting side effects.
Hsieh P. et al.	Ultrasound-guided prolotherapy for acromial enthesopathy and acromioclavicular joint arthropathy: single-arm prospective study	Acromial enthesopathy and acromioclavicular joint	Prospective single-arm study	15%	2 sessions	20 of 31 patients reported substantial pain reduction	Acromial enthesopathy and acromioclavicular joint arthropathy could be successfully treated with the US* guided 15% dextrose.

Abbreviations: *GH Glenohumeral joint, *AC: Acromioclavicular joint, *US Ultrasound

표 6.2 어깨 병변에 대한 포도당 프롤로치료: 대조군 연구

Authors	Title	Injected structure	Study design	Dextrose concentration	Number of sessions	Results	Conclusion
Seven MM et al.	Effectiveness of Prolotherapy in the treatment of chronic rotator cuff lesions.	Rotator cuff tendon + deltoid, pectoralis minor, biceps brachii, and coracobrachialis. Inferior GH ligament	RCT* dextrose versus physiotherapy	15%	2-6., mean 5.23	Significant improvement in pain score and shoulder function in prolotherapy compared to PT* group.	The dextrose prolotherapy is a safe and efficient therapeutic option for the rotator cuff lesions.
Bertrand H et al.	Dextrose Prolotherapy versus control injections in painful rotator cuff tendinopathy.	Rotator cuff tendons	RCT-dextrose versus saline	25%	3	Superior long-term pain improvement and patient satisfaction in the dextrose group	The result cannot be attributed to the regenerative effect
Lee, doo-Hyung et al.	Prolotherapy for refractory rotator cuff disease: a retrospective case-control study of 1-year follow-up.	Rotator cuff tendons	Retrospective case-control study, dextrose versus conservative treatment (NSAID* and PT*)	16.5%	Average 4.8+/-1.3	Improvement in pain, disability, isometric strength and AROM* in dextrose group	Limitation of the study: Non-randomized, retrospective trial
Lin C et al.	Effects of hypertonic dextrose injection on chronic supraspinatus tendinopathy of the shoulder: a randomized placebo-controlled trial.	Supraspinatus tendon	RCT placebo controlled	20%	1	Improvement in pain reduction and function after 2 weeks in favor of dextrose prolo, but not after 6 weeks	Dextrose prolotherapy reduces pain, disability, and AROM in a short period of time.
George J. et al.	Comparative effectiveness of ultrasound-guided Intratendinous Prolotherapy injection with conventional treatment to treat focal supraspinatus tendinosis.	Supraspinatus tendon	RCT dextrose prolotherapy versus PT	12.5%	1	Shoulder abduction and sleep scores significantly improved in the prolotherapy group. The echogenicity of the injured area significantly increased.	This is a small sample study confirming the efficacy of US-guided dextrose prolotherapy on shoulder abduction and sleeping quality. The change in echogenicity was also documented by the US.

Abbreviations: *RCT Randomized control trial, *PT Physical therapy *NSAID: Nonsteroidal anti-inflammatory drugs, *AROM Active range of motion

대체적인 결론은 포도당 프롤로치료는 통증 감소와 기능 회복에 효과적인 치료라는 것이었다. 중대한 부작용은 어느 연구에서도 보고되지 않았다. 치료 대상군이 전적으로 운동선수들은 아니기 때문에 이러한 결과들을 이 범주에 넣기 힘들고, 스포츠 손상에서 같은 결과가 있을 것이라 추정하기는 힘들다. 그렇지만 운동선수들에게 같은 병변이 있으며, 훨씬 기저질환이 적고, 강한 면역력을 가지고 있으며, 회복에 대한 동기가 뚜렷하기 때문에 결과가 더 나을 것임을 추론할 수 있다.

6.2 팔꿈치 Elbow

팔꿈치 손상은 운동선수들에게 매우 흔하다. 대부분 만성적이기 때문에 치료하기가 까다롭다. 염증이 없다는 것을 고려하면 경구 소염진통제의 효과는 매우 제한적이다(역주 – 외상과염, 내상과염 등의 표현에서의 염증은 잘못된 표현으로, angiofibroblastic tendinosis 변화가 있는 건병증으로 정의한다). 그러나 흔하게 물리치료와 함께 처방되고 있다. 수술은 보존적 치료가 잘 안 듣는 어려운 경우에만 이루어진다.

가장 빈도가 높은 프롤로치료 연구는 외상과염에 관한 것이다[9, 10]. 이중맹검 RCT에서 프롤로치료는 스테로이드 주사와 비교되었다. 이 연구에서 포도당은 P2G(phenol-glycerin-glucose), morrhuate sodium(대구 간유 추출물)과 혼합되었는데, 이 때문에 포도당이 단독으로 이로움이 있었는지, 아니면 다른 요소가 효과가 있었는지가 확실치 않다. 양쪽 집단 모두에서 3개월이나 6개월 후까지는 집단 간의 차이없이 처음보다 많은 개선이 있었다[11]. 최근 발행된 단일 맹검 연구에서 포도당 프롤로치료와 물리치료를 따로따로 또는 같이 시행한 경우에도 두 치료 간 차이가 없었다. 그러나, 모든 집단에서 치료 후 52주에서 처음과 비교하여 매우 개선된 결과를 보여주었다[12].

비특이적 팔꿈치 통증을 프롤로치료한 여러 차례의 증례연구에서도 90%이상의 통증 개선 효과를 확인할 수 있었다. 외상과염에서 포도당 프롤로치료 전후의 외형적 변화를 언급한 연구는 아직 한가지 밖에 찾을 수 없다[13].(표 6.3).

내상과염, 삼두박근 건염, 또는 다른 팔꿈치 인대의 치료에 포도당 프롤로치료를 이용한 연구는 아직 찾을 수가 없었다.

다른 사지 관절 주사법과 마찬가지로 팔꿈치 주변의 주사에서는 팔꿈치 주변에 혈관(cubital artery and vein)과 신경(radial and ulnar nerves)이 가까우므로 주사 시에 바늘의 위치가 매우 중요하다. 전반적으로 이상 반응이나 부작용이 흔치 않으므로, 포도당으로 팔꿈치 관절을 치료하는 것은 안전한 시술이다.

표 6.3 팔꿈치 병변에 대한 포도당 프롤로치료

Authors	Title	Injected structure	Study design	Dextrose concentration	Number of sessions	Results	Conclusion
Rabago et al.	Prolotherapy in primary health care practice	Tendons of lateral epicondyle	RCT* Dextrose versus saline	(1 part 5% sodium morrhuate, 1.5 parts 50% dextrose, 0.5 parts 4% lidocaine, 0.5 parts 0.5% sensorcaine and 3.5 parts normal saline Control group: normal saline	3	Significantly decrease pain and increase isometric strength in dextrose/morrhuate group Improved grip strength from the based line	Dextrose/ morrhuate was well tolerated. Promising results need to be confirmed in RCT studies
Yelland et al.	Prolotherapy injections and physiotherapy used singly and in combination for lateral epicondylalgia: a single–blinded randomized clinical trial	Lateral epicondyle	Single-blinded RCT	20% dextrose	4	Significant improvement from baseline in each separate group and in combination after 52 weeks, There was no significant difference between groups.	Prolotherapy was not better than physiotherapy neither as a separate nor in combination after 12 month of trial.
Shin et al.	The effect of Prolotherapy on lateral epicondylitis of elbow.	Tendons of lateral epicondyle	Case series	15% dextrose	3	Significant pain reduction, more present in patients without tendon tear	Prolotherapy is an effective treatment for lateral epicondylitis. US* can be a useful diagnostic method to predict the effect of prolotherapy.
Carayannopoulos et al.	Prolotherapy versus corticosteroid injections for the treatment of lateral epicondylitis: A randomized controlled trial	Tendon of lateral epicondyle	RCT double-blinded.	Dextrose 12.5% + P2G* + Morrhuate sodium combination with	2	Significant improvement from the baseline in both groups. No difference between groups after 3 and 6 months	Prolotherapy can be considered as a safe and efficient treatment for lateral epicondylitis.
Park et al.	Ultrasonographic findings on healing of torn tendon in patients with lateral epicondylitis after prolotherapy	Lateral epicondyle	Case series	15% dextrose	2 to 6 injections	VAS* reduction, changes in echogenicity and fibrillar pattern after prolotherapy	There is confirmation of the healing of torn tendon after the application of dextrose prolotherapy.

Abbreviations: *RCT Randomized control trial, * P2G Phenol– Glycerin–Glucose, *US Ultrasound, *VAS Visual analog scale

표 6.4 손목과 수부 병변에 대한 포도당 프롤로치료

Authors	Title	Injected structure	Study design	Dextrose concentration	Number of sessions	Results	Conclusion
Hooper R. et al.	Randomized controlled trial for the treatment of chronic dorsal wrist pain with dextrose prolotherapy.	Peri scaphoid, and peril lunate ligaments,	RCT* lidocaine (placebo) versus lidocaine/dextrose	20%	6	In dextrose lidocaine group strength and ROM* significantly improved but did not reach MCID*	Efficacy of dextrose prolotherapy comparing with lidocaine (placebo) was not confirmed.
Hauser R. et al.	Dextrose Prolotherapy for unresolved wrist pain	Wrist joints–tendons and ligaments	Retrospective case series	15%	Average of 3.6	Reduced pain, increased ROM, reduced anxiety, depression and use of medications	Dextrose prolotherapy might be an efficient and safe therapeutic option for the management of wrist and hand injuries.
Reeves KD, Hassanein K.	Randomized, prospective, placebo–controlled double–blind study of dextrose Prolotherapy for osteoarthritis thumb and finger (DIP*, PIP*, and trapeziometacarpal) joints: evidence of clinical efficacy	Medial and lateral aspects of each affected joint	RCT	10%	3	Pain with movements of fingers and flexion ROM improved significantly in the dextrose group.	Dextrose prolotherapy is efficient in the treatment of pain and ROM in patients with finger osteoarthritis.
Jahangiri et al.	Hypertonic dextrose versus corticosteroid local injection for the treatment of osteoarthritis in the first carpometacarpal joint: a double–blind randomized clinical trial	First carpometacarpal joint	Dextrose prolotherapy versus corticosteroid (methylprednisolone acetate)	20%	3	At 1 month better outcome with corticosteroid and after 6 months with dextrose prolotherapy	Long–term effects of dextrose prolotherapy are more favorable than the effects of corticosteroid injection for the treatment of first carpometacarpal joint.

Abbreviations: *RCT Randomized controlled trials, *ROM Range of motion, *MCID Minimal clinically important difference, *DIP Distal interphalangeal, *PIP Proximal interphalangeal

표 6.5 고관절과 서혜부 병변에 대한 포도당 프롤로치료

Authors	Title	Injected structure	Study design	Dextrose concentration	Number of sessions	Results	Conclusion
Topol GA et al.	Efficacy of dextrose prolotherapy in elite male kicking-sport athletes with chronic groin pain.	Thigh adductor origins, suprapubic abdominal insertions, and symphysis pubis	Consecutive case series	12.5%	2.8 average	20 out of 24 patients were pain-free and 22 out of 24 resumed sports activities without restrictions	Dextrose prolotherapy is efficient in reduction of groin pain in elite rugby and soccer players
Topol GA and Reeves KD	Regenerative injection of elite athletes with career-altering chronic groin pain who fails conservative treatment: a consecutive case series	Abdominal and adductor attachments on the pubis	Consecutive case series	12.5%	3 average	VAS* pain reduction in 82%, Niershe scale improvement 78%, 66 out of 75 returned to unrestricted sports	Athletes return to full elite performance after injection of dextrose prolotherapy

Abbreviation; *VAS Visual analog scale

표 6.6 무릎 관절염에 대한 포도당 프롤로치료(비대조군 연구)

Authors	Title	Injected structure	Study design	Dextrose concentration	Number of sessions	Results	Conclusion
Eslamian F. and Amouzandeh B	Therapeutic effects of prolotherapy with intraarticular dextrose injection in patients with moderate knee osteoarthritis: a single-arm study with 6 month follow-up	Knee joint intra-articular	Single-arm prospective study	20%	3	Significant improvement after 24 weeks in pain, ROM* and WOMAC*	Needs for RCT* s
Reeves KD et al.	Chondrogenic effect of Intraarticular hypertonic dextrose (prolotherapy) in severe knee osteoarthritis	Knee intra-articular	Case series	12.5%	4–6	Cartilage growth, WOMAC* score improved	The possible disease-modifying effects, needs controlled studies.
Rabago et al.	Hypertonic dextrose injections (prolotherapy) for knee osteoarthritis results of a single-arm uncontrolled study with 1-year follow-up.:	Knee joint intra-articular and extra-articular	Post clinical trial open-label follow-up	15% PA* and 25% IA*	3–5	Progressive improvement in WOMAC* and KPS* score.	Dextrose prolotherapy improves pain, function, and stiffness in knee osteoarthritis. It is a safe procedure

Abbreviations: *ROM Range of motion, *WOMAC Western Ontario and McMaster Universities Osteoarthritis Index, KPS* Knee pain score *RCT Randomized controlled trials,
*I.A Intraarticular, *P.A Periarticular

표 6.7 무릎 관절염에 대한 포도당 프롤로치료(무작위 대조군 연구)

Authors	Title	Injected structure	Study design	Dextrose concentration	Number of sessions	Results	Conclusion
Rabago et al.	Qualitative assessment of patients receiving prolotherapy for knee osteoarthritis in a multimethod study	Intra–articular and extra–articular injections	A qualitative study using semistructured in-depth interview	Not mentioned	3–5	Eighty-two percent of participants described decreased knee pain and improved knee function without substantial side effects.	The study provides better insight into the meaning of prolotherapy for patients.
Rezasoltani Z et al.	Periarticular dextrose prolotherapy instead of intra–articular injection for pain and functional improvement in knee osteoarthritis	Periarticular injections	RCT* (double-blind)	10% I.A* and 20% P.A.*	5	VAS* was significantly lower in P.A* than in I.A* group at the 2,3, 4, and5-months visit.	Periarticular injections could be an adequate alternative to intra–articular injections.
Topol GA et al.	Hyperosmolar dextrose injection for recalcitrant Osgood–Schlatter disease	Periarticular injection (apophysis of the tibia and patellar tendon insertion)	RCT (double blind)	12.5% dextrose with and without 1% lidocaine	3 and continue dextrose injections monthly if needed	Asymptomatic sports practicing was more common in dextrose treatment than treatment with lidocaine or usual care	Dextrose injections are safe and superior to usual care in unaltered sport and asymptomatic sport.

Abbreviations: *RCT Randomized controlled trials, *I.A Intraarticular, *P.A Periarticular, *VAS Visual analog scale

표 6.8 무릎 관절염에 대한 포도당 프롤로치료(체계적 문헌 고찰)

Authors	Title	Injected structure	Study design	Dextrose concentration	Number of sessions	Results	Conclusion
Hassan F. et al.	The effectiveness of prolotherapy in treating knee osteoarthritis in adults: a systematic review.	I.A. and P.A knee injections	A systematic review including controlled and uncontrolled studies	10 – 25%	2–5 with a different time span between sessions	In all studies improvement from the baseline was reported and in 4 studies significant improvement compared to the control group	Moderate evidence suggests that prolotherapy is safe and can help achieve significant symptomatic control in individuals with OA.
Krstičević M. et al.	Proliferative injection therapy for osteoarthritis: a systematic review. International Orthopedics	I.A. and P.A. knee joint injections	A systematic review of RCTs	10 – 25% dextrose	1–5 with a different time span between injections	Limited evidence from low-quality clinical trials with small numbers of participants indicates that prolotherapy may be effective and safe for the treatment of OA.	Low–quality clinical trials that offer limited evidence supporting the use of proliferative injection therapy in the treatment of osteoarthritis. Those studies do not provide answers about the most effective solution, the optimal frequency of administration or optimal co–interventions.
Sit RW, et al.	Hypertonic dextrose injections (prolotherapy) in the treatment of symptomatic knee osteoarthritis: a systematic review and meta–analysis	I.A. and P.A. knee joint injections	A systematic review and meta-analysisrandomized and quasi-randomized trials	10–25% dextrose	Not reported	Dextrose prolotherapy provide positive effect compared to saline and exercise	The small number of studies and small sample sizes, as well as moderate heterogeneity among the studies limited interpretation of results.

Abbreviations: *ROM Range of motion, *WOMAC Western Ontario and McMaster Universities Osteoarthritis Index, KPS* Knee pain score *RCT Randomized controlled trials, *I.A Intraarticular, *P.A Periarticular, *VAS Visual analog scale

6.3 손목과 손 Wrist and Hand

손목과 손에 대한 정형화된 치료는 급성기의 고정(immobilization)과 통증 조절, 그리고 그 후의 물리치료 및 필요시 수술 등을 포함한다. 주상골 골절이나 삼각섬유연골 복합체(triangular fibrocartilaginous complex ; TFCC)손상은 치료가 어렵고, 장기간의 재활을 요한다.

프롤로치료는 손목 통증에 자주 이용되고 있지만[14], 그 효과를 조사해 본 연구는 많지 않다. 무작위 대조군 연구(RCT : randomized controled trial)에서, 주상골(scaphoid)이나 월상골(lunate)주변 인대에 마취제(lidocaine)와 함께 주사한 포도당 프롤로치료의 효과는 악력이나 관절 가동 범위에 있어서 의미있는 차이를 보여주지 못했다[15]. 다른 일련의 후향성 증례 연구에서는 손목에서의 포도당 프롤로치료가 통증을 줄이고, 관절 가동 범위를 증가시키고, 불안, 우울, 약제의 사용 등을 감소시킨다고 하였다. 손의 퇴행성 관절염에 대한 프롤로치료는 손가락과 엄지의 굴곡시 통증과 움직임이 의미있게 향상되지만, 안정시 통증이나 악력에서는 의미있는 차이를 보이지 않는다고 한다[16]. 다른 RCT 연구에서는 프롤로치료가 첫 번째 손목손허리관절(1st carpometacarpal joint) 치료에 있어서 스테로이드 주사에 비해 더 나은 장기간 효과를 보여주었다[17]. (표 6.4).

6.4 고관절과 서혜부 Hip and Groin

프롤로치료는 축구 선수들의 치골염이나 내전근 건병증의 치료에 이용되고 있다[18]. 다른 보존적인 요법이 실패했던 선수들에 대해 프롤로치료를 시행한 유사한 연구에서도 긍정적인 효과가 나타났다[19]. (표 6.5).

고관절의 다른 부위에 대해 포도당을 주사한 연구는 아직 찾지 못했으며, 위약군(Placebo)이나 다른 치료법과 프롤로치료를 비교한 비대조군연구는 아직 없다.

6.5 무릎 Knee

다른 관절들과 마찬가지로 다양한 보존적 치료법들이 처방된다. 가장 흔한 것은 급성기의 휴식과 냉치료 후에 소염진통제와 물리치료를 시행하는 것이다. 거기에 더해서, 스테로이드, 히알루론산(hyaluronic acid), 혈소판 풍부 혈장(platelet-rich plasma) 주사 치료가 자주 이용된다. 최근에는 무릎 치료에 있어서 중간엽 줄기세포 치료가 각광을 받고 있다. 수술은 전방십자인대의 완전한 파열이나 Grade 3-4 정도의 반월판 연골 파열이 있을 때 추천한다.

프롤로치료는 무릎 손상이나 퇴행성 변화의 치료에 자주 사용된다. 무릎에 연관된 프롤로치료 연구가 가장 많으나, 기본적으로 무릎 관절염에 관련된 연구들이며, 특정한 스포츠 집단을 대상으로 한 것은 아니다. 비대조군와 대조군 연구 모두에서 프롤로치료의 효과와 안정성을 보여주고 있다[20-23]. 표 6.6, 6.7에서 메타분석을 하거나 하지 않은 여러 가지의 체계적 문헌 고찰 연구들도 무릎 관절염[24, 25]과 Osgood Schlatter 질환[26]의 치료에서 포도당 프롤로치료가 효과있고 안전한 선택이라는 결론을 내렸다(표 6.8). 비대조군, 대조군 연구, 그리고 체계적 문헌 고찰 연구의 결과들은 표 6.6, 6.7, 6.8에 수록되어 있다.

상대적으로 많은 연구 논문들에도 불구하고, 스포츠 손상 특히 전방십자인대나 반월판 연골 파열과 관련된 근거(evidence)가 부족하기 때문에 스포츠 집단에서의 프롤로치료는 제한적이며, 비특이적이다. 그러나, 프롤로치료는 기본적으로 특정 해부학적 부위보다 전체 관절을 치료하기 때문에, 고립된 한 부위보다는 다중 구조의 손상에 더 적합하다고 볼 수 있다.

6.6 발목과 발 Ankle and foot

대부분의 발목과 발 손상에 대한 치료는 다른 관절 손상들에서와 같이 보존적으로 이뤄진다. 즉, 물리치료와 약물치료를 이용하여 통증 조절과 기능 회복을 도모한다.

발목 통증에 대한 프롤로치료의 치료 가능성은 2005년 Mayoclinic newsletters에서 언급되었다[27]. 그때부터 발목과 발의 포도당 프롤로치료와 연관된 여러 가지 연구들이 발표되었다. Hauser와 공저자들은 발목과 발의 손상에 대한 프롤로치료의 이점을 주장하였다[28]. 작은 표본의 다른 일련의 증례 연구에서는 통증 감소를 VAS(Visual Analogue Scale)로 확인하였다[29]. 비특이적인 발목과 발의 통증에 대한 후향적 연구에서도 통증, 강직도, 보행능력, 불안과 우울의 개선을 보여주었다.

아킬레스 힘줄염의 치료와 관련된 좀 더 특화된 연구에서, 프롤로치료를 편심운동(eccentric exercise)과 함께하는 것이 운동만 한다거나 프롤로치료만 하는 것보다 효과적이었다[30]. 선행연구(pilot study)에서, 아킬레스건 파열에서 포도당 주사가 통증 감소뿐만 아니라 재생을 의미하는 형태적 변화도 함께 일으켰다[31]. 단일군 연구(single-arm study)에서도 치료 28주 후에 손상부위에 새로운 섬유성 조직이 나타났으며, 14개월 후에는 통증 감소

표 6.9 발목과 발에 대한 포도당 프롤로치료

Authors	Title	Injected structure	Study design	Dextrose concentration	Number of sessions	Results	Conclusion
Ross A. Hauser et al.	A systematic review of dextrose prolotherapy for chronic musculoskeletal pain.	Tendons, ligaments, joints, muscles	A systematic review	From 10% –25%	Different in different studies	Overall positive effect on pain reduction and function. In few studies documented morphological changes as a sign of healing of injured tissue	Promising results but there is a lack of high–quality controlled studies
Kim B.	The effect of prolotherapy for chronic pain of the musculoskeletal system.	Ankle joint, nonspecific location	Case record	15%	2 sessions	Pain reduction, measured by VAS* scale	Very small sample, only three patients.
Yelland MJ. et al.	Prolotherapy injections and eccentric loading exercises for painful Achilles tendinosis: a randomized trial.	Achilles tendon	RCT*	20%	4–12	Dextrose prolotherapy in combination with eccentric loading exercise is more efficient than eccentric exercise alone.	A combination of dextrose prolotherapy and eccentric loading exercise might be an efficient treatment for chronic Achilles tendinopathies.
Maxwell NJ. et al.	Sonographically guided Intratendinous injection of hyperosmolar dextrose to treat chronic tendinosis of the Achilles tendon: A pilot study.	Achilles tendon	Pilot study	25%	Average of 4 treatments	Pain reduction at rest 89%, during daily activities 84% and at exercise 78%	Morphology of the tendon was changed indicating the healing process.
Ryan M. et al.	Sonographically guided Intratendinous injection of hyperosmolar dextrose for chronic insertional and mid-portion Achilles tendinosis.	Achilles tendon	Case record	25%	Average of 5 treatments	Pain reduction measured by VAS at rest, during daily activities, and during exercise resulting in an improvement of 31%, 41%, and 50%, respectively, at a 28-month follow-up	Tendon injections to the mid–portion or insertion of the Achilles tendon produce pain reduction maintained for more than 2 years after the treatment
Lee JH and Kim E.	Autologous platelet-rich plasma versus dextrose prolotherapy for the treatment of chronic recalcitrant plantar fasciitis.	Plantar fascia Single	Single blinded RCT	15%	2 treatments	Improvement in pain and function in both groups. Similar results after 2 and 6 months	Both, PRP* and dextrose prolotherapy are efficient in the treatment of chronic plantar fasciitis. There is no significant difference between 2 and 6 months.

Abbreviations: *VAS Visual analog scale, *RCT Randomized control trial, *PRP Platelet–rich plasma

율이 81%에 달했다[32]. 만성 족저근막염에서, PRP와 포도당 프롤로치료가 치료 후 2개월과 6개월에서 비슷한 결과를 보여주었다[33]. 표 6.9에 논문들의 자세한 사항을 정리하였다.

상기 사항들을 고려하였을 때, 발목 및 발의 손상에 대한 프롤로치료에 대한 높은 수준의 연구들은 아직 부족하며, 다른 프롤로치료 논문들과 마찬가지로, 운동선수 집단에 대한 특화된 연구도 충분치는 않다. 하지만 현재까지 나온 논문 결과들의 대부분은 긍정적이며 앞으로 진일보할 수 있는 무작위 대조 연구들의 토대를 제공해 주고 있다.

핵심 요약 Key points

- 대부분의 스포츠 손상은 관절주변의 연부조직, 뼈, 관절과 관련이 있다.
- 프롤로치료는 어깨, 팔꿈치, 손목/손, 고관절, 무릎, 그리고 발목/발의 만성적인 손상에 좋은 치료 방법이 될 수 있다.
- 서로 다른 손상 부위에는 각각 다른 농도를 사용한다. 관절강 내에는 관절주변에 줄 때 보다 높은 농도의 포도당을 사용한다.
- 사람에 대한 임상연구에서 효과와 안정성을 확인할 수 있는 논문들이 많이 있다. 그러나, 아직 높은 수준의 RCT 연구가 충분하지 않다. PRP나 중간엽 줄기세포(mesenchymal stem cell)와의 비교 연구도 아직 없다.

참고문헌

1. Seenauth C, Inouye V, Langland JO. Dextrose Prolotherapy for chronic shoulder pain: a case report. Altern Ther Health Med. 2018 Jan;24(1):56–60.
2. Trebinjac S, Kitchbi H. Long-term effect of Prolotherapy on symptomatic rotator cuff tendinopathy. J Health Sci. 2015 Dec 15;5(3):93.
3. Hsieh P, Chiou H, Wang H, Lai Y, Lin Y. Ultrasound-guided Prolotherapy for acromial Enthesopathy and Acromioclavicular joint Arthropathy: a single-arm prospective study. J Ultrasound Med. 2018 Aug;31
4. Seven M, Ersen O, Akpancar S, Ozkan H, Turkkan S, Yıldız Y, Koca K. Effectiveness of Prolotherapy in the treatment of chronic rotator cuff lesions. Orthop Traumatol Surg Res. 2017;103(3):427–33.
5. Bertrand H, Reeves KD, Bennett CJ, Bicknell S, Cheng A-L. Dextrose Prolotherapy versus control injections in painful rotator cuff Tendinopathy. Arch Phys Med Rehabil. 2016;97(1):17–25.
6. Lee D-H, Kwack K-S, Rah UW, Yoon S-H. Prolotherapy for refractory rotator cuff disease: retrospective case-control study of 1-year follow-up. Arch Phys Med Rehabil. 2015;96(11):2027–32.
7. Lin C, Huang C, Huang S. Effects of hypertonic dextrose injection on chronic supraspinatus

tendinopathy of the shoulder: randomized placebo-controlled trial. Eur J Phys Rehabil Med. 2018 Dec 13;55(4):480–7.

8. George J, Li SC, Jaafar Z, Hamid MSA. Comparative effectiveness of ultrasound-guided Intratendinous Prolotherapy injection with conventional treatment to treat focal supraspinatus Tendinosis. Scientifica. 2018;2018:4384159–7.
9. Rabago D, Slattengren A, Zgierska A. Prolotherapy in primary care practice. Prim Care. 2010;37(1):65–80.
10. Shin J, et al. The effect of Prolotherapy on lateral epicondylitis of the elbow. J Korean Academy of Rehabilitation Med. 2002;26:764–8.
11. Carayannopoulos A, Borg-Stein J, Sokolof J, Meleger A, Rosenberg D. Prolotherapy versus corticosteroid injections for the treatment of lateral Epicondylosis: a randomized controlled trial. PM&R. 2011;3(8):706–15.
12. Yelland M, Rabago D, Ryan M, Ng S, Vithanachchi D, Manickaraj N, et al. Prolotherapy injections and physiotherapy used singly and in combination for lateral epicondylalgia: a single-blinded randomised clinical trial. BMC Musculoskelet Disord. 2019 Nov 3;20(1):509.
13. Park JH, Song IS, Lee JB, et al. Ultrasonographic findings of healing of torn tendon in the patients with lateral epicondylitis after prolotherapy. J Korean Soc Med Ultrasound. 2003;22(3):177–83.
14. Hauser R, et al. Prolo your pain away! 3rd ed. Oak Park, IL: Beulah Land Press; 2007. p. 126–38.
15. Hooper RA, Hildebrand K, Faris P, Westaway M, Freiheit E. Randomized controlled trial for the treatment of chronic dorsal wrist pain with dextrose prolotherapy. Int Musculoskeletal Med. 2011 Sep;33(3):100–6.
16. Reeves K, Hassanein K. Randomized, prospective placebo-controlled double-blind study of dextrose prolotherapy for osteoarthritic thumb and finger joints: evidence of clinical efficacy. J Altern Complement Med. 2000;6(4):311–20.
17. Jahangiri A, Moghaddam FR, Najafi S. Hypertonic dextrose versus corticosteroid local injection for the treatment of osteoarthritis in the first carpometacarpal joint: a double-blind randomized clinical trial. J Orthop Sci. 2014 Sep;19(5):737–43.
18. Topol GA, Reeves KD, Hassanein KM. Efficacy of dextrose prolotherapy in elite male kicking-sport athletes with chronic groin pain. Arch Phys Med Rehabil. 2005;86(4):697–702.
19. Topol GA, Reeves KD. Regenerative injection of elite athletes with career-altering chronic groin pain who fail conservative treatment: a consecutive case series. Am J Phys Med Rehabil. 2008 Nov;87(11):890–902.
20. Eslamian F, Amouzandeh B. Therapeutic effects of prolotherapy with intra-articular dextrose injection in patients with moderate knee osteoarthritis: a single-arm study with 6 months follow up. Ther Adv Musculoskeletal Dis. 2015 Apr;7(2):35–44.
21. Reeves KD, Grasso R, Johnson LL, Rabago D, Topol GA, Podesta LA, et al. Chondrogenic effect of intra-articular hypertonic-dextrose (Prolotherapy) in severe knee osteoarthritis. PM&R. 2016 Nov;8(11):1072–82.
22. Rabago D, van Leuven L, Benes L, Fortney L, Slattengren A, Grettie J, et al. Qualitative assessment of patients receiving Prolotherapy for knee osteoarthritis in a multimethod study. J Altern

Complement Med. 2016 Dec 1;22(12):983–9.

23. Rezasoltani Z, Taheri M, Mofrad MK, Mohajerani SA. Periarticular dextrose prolotherapy instead of intra-articular injection for pain and functional improvement in knee osteoarthritis. J Pain Res. 2017;10:1179–87.
24. Hassan F, Trebinjac S, Murrell WD, Maffulli N. The effectiveness of prolotherapy in treating knee osteoarthritis in adults: a systematic review. Br Med Bull. 2017 Jun 1;122(1):91–108.
25. Krstičević M, Jerić M, Došenović S, Jeličić Kadić A, Puljak L. Proliferative injection therapy for osteoarthritis: a systematic review. Int Orthop (SICOT). 2017 Apr;41(4):671–9.
26. Topol GA, Podesta LA, Reeves KD, Raya MF, Fullerton BD, Yeh H. Hyperosmolar dextrose injection for recalcitrant Osgood-Schlatter disease. Pediatrics. 2011 Nov;128(5):e1121–8.
27. Alternative treatments. Dealing with chronic pain. Mayo Clinic health letter (English ed.) 2005 Apr;23(4):1.
28. Hauser RA, Lackner JB, Steilen-Matias D, Harris DK. A systematic review of dextrose Prolotherapy for chronic musculoskeletal pain. Clin Med Insights: Arthritis Musculoskeletal Disord. 2016 Jul 7;2016(9):139–59.
29. Kim B. The effect of Prolotherapy for the chronic pain of musculoskeletal system. J Korean Academy of Rehabilitation Med. 2001 February;25:128–33.
30. Yelland MJ, Sweeting KR, Lyftogt JA, Ng SK, Scuffham PA, Evans KA. Prolotherapy injections and eccentric loading exercises for painful Achilles tendinosis: a randomised trial. Br J Sports Med. 2011 Apr;45(5):421–8.
31. Maxwell NJ, Ryan MB, Taunton JE, Gillies JH, Wong AD. Sonographically guided Intratendinous injection of hyperosmolar dextrose to treat chronic Tendinosis of the Achilles tendon: a pilot study. Am J Roentgenol. 2007 Oct 1;189(4):W215–20.
32. Ryan M, Wong A, Taunton J. Favorable outcomes after Sonographically guided Intratendinous injection of hyperosmolar dextrose for chronic Insertional and Midportion Achilles Tendinosis. Am J Roentgenol. 2010 Apr 1;194(4):1047–53.
33. Lee JH, Kim E. Autologous platelet-rich plasma versus dextrose Prolotherapy for the treatment of chronic recalcitrant plantar fasciitis. PM&R. 2014 Feb;6(2):152–8.

혈소판 풍부 혈장 7

Platelet Rich Plasma, PRP

이 장은 혈소판 풍부 혈장에 대해 전체적인 개론을 제공하며, PRP의 정의와 그 역사, 작용 기전, 그리고 PRP의 관점에서 혈소판의 기능을 어떻게 평가하는지 등의 내용을 살펴본다.

작용 원리를 설명하는 단락에서는, TGF, PDGF, IGF, FGF 그리고 VEGF 같은 여러 성장 인자를 분비하는 다양한 과립들의 역할이 다루어진다. 성장 인자의 농도를 유지하기 위한 섬유소(fibrin) 골격(scaffold)의 중요성도 다루어진다. 무릎의 퇴행성 관절염에서 혈소판 풍부 혈장(PRP)의 골내(intraosseous) 주사, 힘줄 줄기세포(tenocytic stem cell), SNARE 단백질 그리고 칼슘 비활성화의 역할의 중요성도 또한 다루어진다. 마지막으로 혈소판 기능 평가와 관련된 원리를 알아보기 위해서 LTA 검사를 언급하고자 한다.

7.1 정의 Definition

혈소판 풍부 혈장(PRP)은 혈소판 농도가 원래보다 훨씬 높은 자가 혈장을 말한다. 전혈(Whole blood)에서 정상적인 평균 혈장의 수는 200,000/μL이며, PRP에서의 혈소판의 수는 평균적으로 1,000,000/μL는 되어야 한다.

7.2 역사 History

대략 40년 전까지만 해도, 원래 혈소판은 단순한 응고 인자들로 간주되었다. 1974년에 Ross 등이 죽상동맥경화증(atherosclerosis)의 발병기전에 대한 새로운 이해를 제공함으로써 모든 것이 바뀌었다. 그들은 비활성 혈소판에 칼슘을 첨가하거나, 활성화된 혈소판을 원심분리하여 추출한 혈장은 유사분열(mitogenic) 능력이 있음을 알게 되었다[3].

혈소판 유래 성장 인자(Platelet-Derived Growth Factors, PGDF)라는 용어는 Witte 등이 1978년에 만들었다[4]. 이후 수 십년동안 혈소판 유래 인자들, 말하자면 Transforming Growth Factor Beta(TGFβ), Insulin-Like Growth Factors(IGF), Basic Fibroblast Growth Factors(bFGF), Vascular Endothelial Growth Factors(VEGF)등이 발견되었다. 이러한 인자들의 발견에 의해 혈소판의 비지혈치료(non-hemostatic therapy)라는 길이 열리게 되었다. 1990년대 말에는 "재생의학(Regenerative Medicine)"이라는 용어가 탄생되었다[5].

재생 즉 원래대로 고친다는 것은 필수적인 재료가 있어야 가능하다. 조직 재생에는 세 개의 필수 요소인 세포들, 성장 인자들, 골격(역주 : scaffold - 세포가 자랄 수 있는 조직환경, 세포의 뼈대)가 필요하다. PRP는 조직 재생에 필수적인 성장 인자들과 골격을 제공할 수 있기 때문에 재생의학에 속하게 된다[6].

가장 먼저 발표된 PRP 임상 논문은 1998년도에 구강 외과의가 하악 결손 부위에 대한 해면골(cancellous bone) 이식술에서 PRP를 주입한 것이다[7]. 그 이후로 치과나 악안면 외과의들에 의한 PRP의 이용이 많이 증가하게 되었다. 현재는 PRP가, 예를 들어 하악 재건술, 치주 수술, 골수염, 방사선 골 괴사 등의 많은 절제술에서, 중요한 첨가물(adjunct)이 되었다[8]. 최근에는 PRP가 bisphosphonate(골다공증 치료제) 관련 턱 골괴사(BRONJ)의 치료로 제안되기도 하였다[9]. PRP는 이제 스포츠 손상, 정형외과, 외상학, 그리고 치과 등의 영역에서 광범위하게 사용되고 있다.

7.3 작용기전 Mechanism of Action

혈소판은 백혈구, 적혈구와 함께 전혈을 구성하는 비핵형(non-nuclear) 세포 구조이다. 그것들은 골수에서 생성되는 거핵세포(megakaryocyte)의 세포질 파편들이다. 혈소판은 다른 혈구 세포들보다 지름이 2 μm 정도 작게 측정된다. 건강한 사람에서의 정상적인 혈소판 수치는 마이크로리터(μL)당 150,000에서 350,000정도의 범위이다. 섬유소(fibrin)와 함께 혈소판은 혈액의 지혈 작용에 매우 중요하다.

혈소판은 많은 단백질, 사이토카인(cytokines), 그리고 다른 생체 인자들(biological factors)을 가지고 있다. 300개 이상의 단백질이 규명되었으며, 어떤 것은 농도가 낮고(Thrombospondin), 어떤 것은 높다(Platelet glycoprotein V)[11].

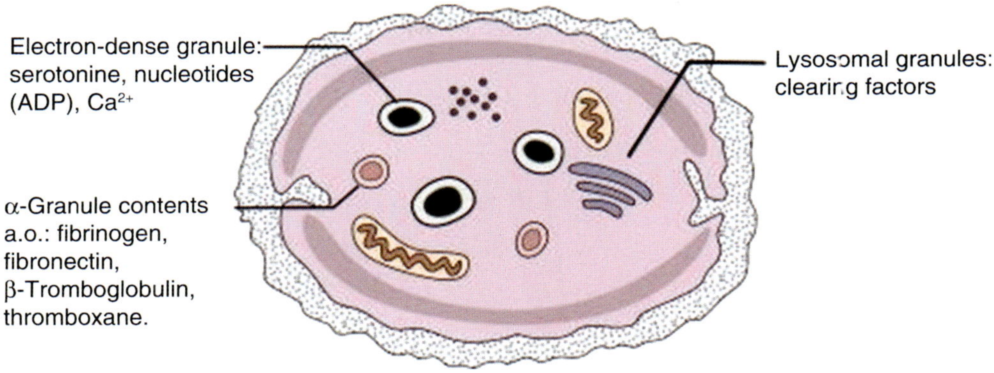

그림 7.1 혈소판 과립. Figure from [12] with permission Available via license: CC BY 4.0

표 7.1 혈소판 풍부 혈장(PRP)의 성장 인자들과 그들의 기능 [15]

Name of Growth Factors	Functions
Transforming growth factor beta-1; TGFB1	Proliferation, differentiation, in many cell types
Platelet-derived growth factor, alpha polypeptide; PDGFA	Potent mitogen for connective tissue cells
Platelet-derived growth factor, beta polypeptide; PDGFB	Promotes cellular proliferation, inhibits apoptosis
Platelet-derived growth factor C; PDGFC	Increase in the motility of different cells(mesenchymal cells, fibroblasts, smooth muscle cells, capillary endothelial cells, neurons)
Platelet-derived growth factor D; PDGFD	Plays a role in developmental and physiologic processes and in a disease like cancer, fibrotic diseases, and arteriosclerosis
Insulin-like growth factor I; IGF1	Mediates growth-promoting effects of growth hormone
Fibroblast growth factor I; FGF1	Induces liver gene expression, angiogenesis, and fibroblast proliferation
Epidermal growth factor; EGF	Induces differentiation of specific cells, act as a potent mitogenic factor for a variety of cultured cells
Vascular endothelial growth factor A; VEGFA	Primarily a mitogen for vascular endothelial cells induces angiogenesis
Vascular endothelial growth factor B; VEGF B	Regulator of blood vessel physiology, a role in endothelial targeting of lipids to peripheral tissues
Vascular endothelial growth factor C; VEGFC	Angiogenesis and endothelial cell growth, and also affect the permeability of blood vessels

많은 성장인자(growth factor)가 혈소판 과립에서 분비된다. 혈소판 과립에는 세 가지 종류가 있다; Alpha (α) granules, dense granules, 그리고 lysosomes 등이다. 이 중에서, α와 dense granules은 오직 혈소판과 거핵세포에만 있다(그림 7.1).

각각의 혈소판에는 대략 80개의 α granules가 있으며, dense granules의 수보다 많다[13]. Dense granules는 세로토닌, ADP 그리고 Phosphate과 같은 작은 분자들을 함유하고 있으며 반면에 α granules는 Factor V, VWF, Fibrinogen와 같은 응고 인자; angiogenin과 같은 혈관신생인자; angiotensin, PF4와 같은 항-혈관신생 인자; PGDF, bFGF, SDF1α와 같은 성장인자; MMP2, MMP9와 같은 단백분해 효소; TNF α, TNF β, 그리고 cytokines와 같은 괴사인자(necrotic factor) 등을 함유하고 있다[14] (표 7.1).

혈장의 성장 인자, 섬유소와 함께 혈소판의 성장 인자는 세포의 증식과 이동, 세포외 기질 성분의 합성과 침착(deposition), 혈관신생과 조직 재생을 자극한다[16]. 그래서 PRP가 주사되었을 때, 조직으로 성장 인자를 가져옴과 동시에 손상된 조직에서의 자발적인 치유반응을 자극하고 증대시킨다(그림 7.2). 섬유소 골격이 그 자리에서 만들어지며, 세포외 기질의 단백질이나 fibronectin 결합 세포들과 반응한다. 이들은 과도기적인 삼차원적 골격을 만들어내고, 점차적으로 성장인자를 분비하고 골격에서의 성장인자 농도를 유지시킨다[16] (그림 7.3).

임상 조건에 따라 PRP의 효능을 높이는 여러 가지 적용 방법이 있다. PRP는 근육이나 힘줄, 인대의 재생을 촉진하기 위해 주입된다. 무릎의 골관절염과 같은 퇴행성 관절에 PRP를 주사하는 것은 흔한 경우이다. 골관절염을 유발하는 요소는 연골 단독이 아니라 전체 관절의 기능부전으로 인한 것으로 믿어진다. 그래서 관절강 안으로 PRP를 주는 것만으로는 이 문제를 해결하기에 충분하지 않다. 연골하골(subchondral bone)의 손상과 연골의 크로스토크(cross talk)가 생기고 관절 항상성이 붕괴되면서 관절의 염증이 발생하게 된다[16]. 이러한 통찰로 인해 PRP의 골내(intraosseous) 주사가 치료 목표로 제안되고 있다. PRP가 골내로 주사되면, 성장 인자가 이 부위와 관절강 내 주사로는 도달할 수 없는 연골의 깊은 층에 도달하게 된다. 이것은 활막세포(synoviocytes)와 연골세포에 의한 히알루론산(hyaluronic acid)와 루브리신(lubricin)의 합성을 촉진시킨다. 또한 연골하골과 활막액에 있는 중배엽 줄기세포의 호밍(호밍 효과는 줄기세포가 손상된 부위로 줄기세포가 스스로 찾아가는 것을 뜻함)과 연골 분화를 도와준다. 반면에 NF-κβ(NF-κB는 염증 반응 조절에 관여하는 다양한 유전자들의 발현을 조절하며 세포 내의 신호전달 체계의 중심축을 이루고 있다) 회로의 활성을 억제한다[16] (그림 7.4).

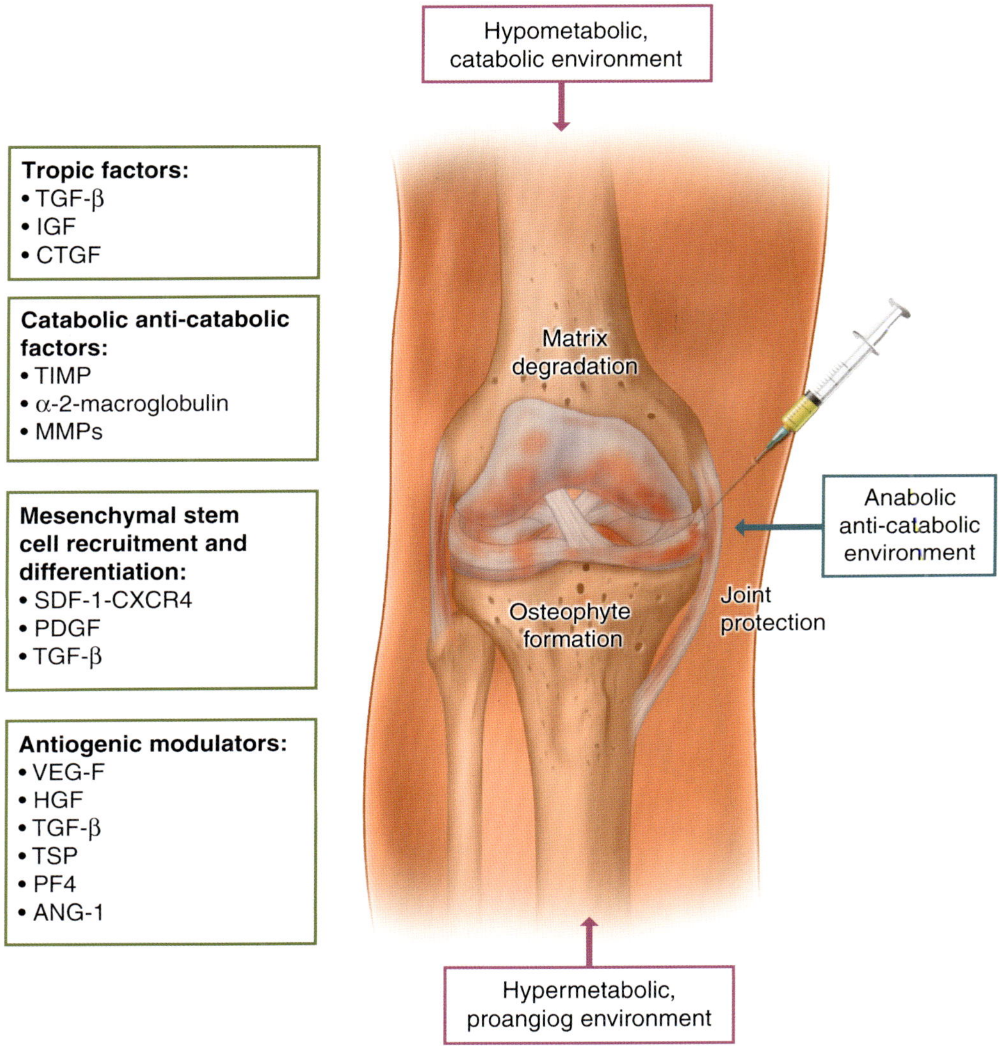

그림 7.2 무릎 관절염에서의 PRP 작용기전 with permission from [17]

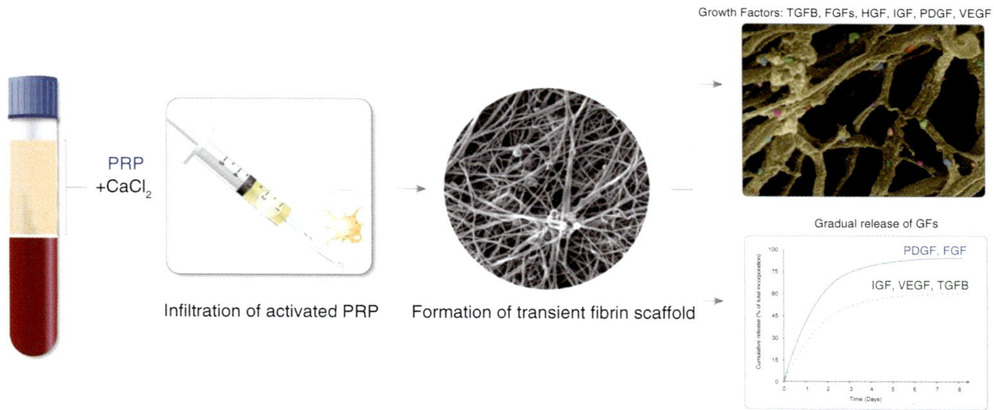

그림 7.3 조직 주입 후의 성장인자 분비에 대한 설명. Fig from [16] with permission

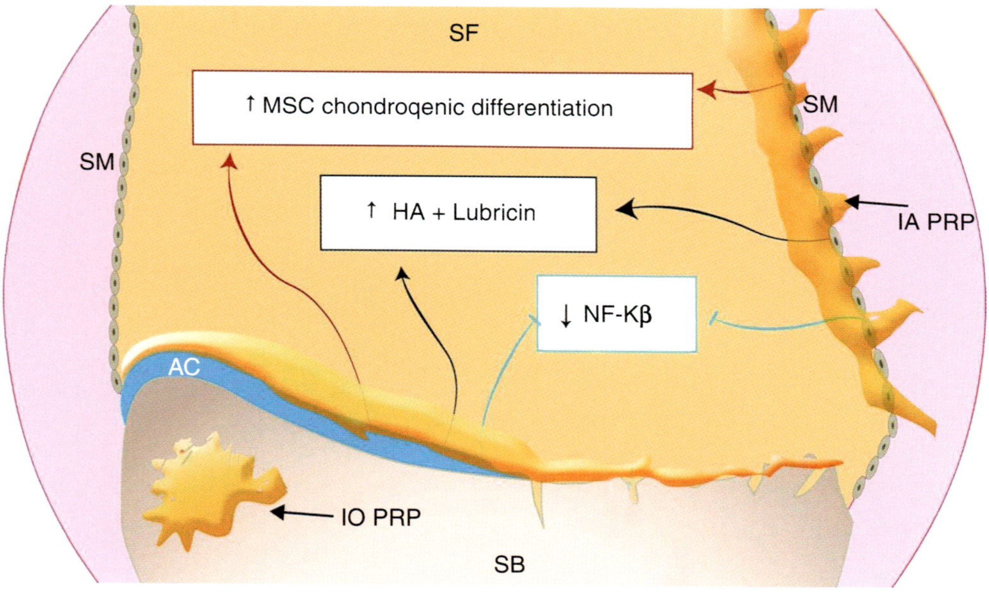

그림 7.4 골내(IO)와 관절강내(IA) PRP 주사-작용기전 : from [16] with permission. SM Synovial Membrane, SB Subchondral Bone, AC, Articular Cartilage, SF Synovial Fluid, HA Hyaluronic Acid, MSC Mesenchymal Stem Cells, NF-κβ Nuclear Factor kappa-light-chain-enhancer of activated β cells

힘줄세포(tenocyte)의 증식은 손상된 건의 재생에 도움을 준다. 그러나 이 기전의 재생 능력은 최적화되기 힘든데 힘줄세포의 증식율과 혈액 공급에 제한이 있기 때문이다. 실험실 연구에서는 PRP의 힘줄세포 생장(proliferation) 능력이 검증되었다[18]. 힘줄은 힘줄세포와 함께, 힘줄의 약 5%를 구성하는 힘줄 특이 줄기세포(Tendon Specific Stem Cells)를 함유하고 있다. 힘줄 특이 줄기세포는 높은 증식률과 건의 증식을 증가시키는 platelet rich clot releasate(PRCR)을 가지고 있다. PRP는 순환하는 골수 또는 지방 유래 줄기세포의 증식을 증가시키고, 자연히 힘줄의 재생을 도와준다[18].

혈소판은 분비능이 있지만, 다른 분비 세포들과는 달리 자신의 과립에 있는 물질을 생산하는 것은 아니다[19]. 과립 내용물의 분비는 세포외 유출(exocytosis)과 수용체 기전(Soluble NSF (N-ethylmaleimide-sensitive factor) Attachment protein Receptors—SNARE)에 의해 일어난다. 관여하는 주된 SNARE 단백질은 α granule에 대한 syntaxin 4와 dense granule에 대한 syntaxin 2 이다. 여기에 더해서 혈소판 분비에 관련된 2차 전령 물질들인 Ca+과 activated protein kinase C(PKC)가 있다. 혈소판은 막 수용체에 부착된 특이 리간드(ligand)에 의해 활성화된다. 이것은 특정 분자의 분열을 촉발시키고, 그 결과로 세포 내 Ca+농도가 증가하며, 이것으로 인해 세포외 유출이 일어난다[13]. 혈소판 분비의 전체 기전은 아직까지도 잘 이해되지 않고 있다.

응고 10분 이내에 혈소판은 이러한 단백질을 활발하게 분비하기 시작하고, 한 시간 이내에 미리 합성된 단백질의 95% 이상이 분비된다[20]. 처음의 폭발적 분비 후에는 며칠에 걸쳐서 또는 수명이 다할 때까지 부가적인 인자들을 합성해서 분비한다[20].

혈소판의 폭발적 성장 인자 분비를 지연시키기 위해 다양한 방법들이 이용된다. 이러한 방법 중 하나는 Calcium Chloride($CaCl_2$)를 추가하는 것이다. $CaCl_2$ 추가로 밀집된 섬유소 기질(fibrin matrix)이 만들어진다. 분비되지 않은 혈소판이 이 기질에 갇히면 성장 인자들을 7일에 걸쳐 서서히 방출하게 된다. 이 섬유소 기질은 세포 이동이나 새로운 기질 형성에 골격으로 작용함으로써 재생에 기여한다고 알려졌다[15].

PRP의 잠재력을 완전히 얻기 위해서는 항응고 상태에서 만들어져야 한다. 한번 만들어지고 정제된 상태에서 보관되면 거의 8시간 가까이 생존할 수 있다[20]. 항응고 상태는 $CaCl_2$를 추가함으로써 재 응고될 수 있다. 내인성 응고 기전은 factor 8과 프로트롬빈이 Ca+에 의해 트롬빈으로 됨으로써 활성화되고, 그것은 다시 fibrinogen을 fibrin으로 변환시킨다. 이것으로 인해 교차 연결과 응고가 일어난다. 트롬빈은 protease-activated receptors의 특정 아형(subtype)을 통해 혈소판을 활성화 한다. 응고 과정에서 혈소판이 활성화함에 따라, 성장 인자가 세포막을 통하여 세포로부터 분비된다. 과립들이 세포막에 혼입되고 성장 인자들이 히스톤이나 당화 곁사슬이 추가되어 생활성 상태로 된다. 이렇게 분비된 성장 인자는 표적 조직들(이식편-graft, 피판-flap, 상처-wound)의 세포막에 막 관통 수용체(transmembrane receptor)를 통해 부착된다. 손상되거나 조작에 의해 활성이 없는 혈소판은 생활성 성장 인자를 분비할 수 없을 것이다[20]. 성인 중배엽 세포, 골아세포, 섬유아세포, 내피세포, 상피세포들이 PRP의 성장인자들에 대한 세포막 수용체를 발현한다는 것이 밝혀졌다[20].

그러나 이런 기전 중의 한 가지가 작동하지 않는 경우도 있다. 혈소판 과립의 결여나 빈(empty) 과립으로 특정지어지는 일련의 질환들을 Platelet storage pool disorders(SPDs)으로 분류한다[22]. 그 중의 하나는 Human α SPD 또는 Gray platelet syndrome으로서, α granules의 현저한 저하와 출혈경향을 보인다[23].

7.4 혈소판 기능의 평가 Assessment of Platelet Function

Duke 방법으로 출혈시간을 측정하는 단순한 검사에서부터 light transmission aggregometry (LTA)와 같은 진일보한 검사까지 혈소판 기능 평가에 사용될 수 있는 검사 방식과 기계는 많다. 대부분의 검사 방식은 전혈을 사용해야 의미가 있지만, LTA는 혈소판 기능을 위한 PRP 표본 검사에 배타적으로 이용할 수 있다고 알려졌다. LTA는 1960년대에 Born에 의해 개발되었는데, 혈소판 기능 평가에 최적 표준이 되었다. LTA 검사에서는 외인성 물질(말하자면 adenosine diphosphate(ADP), arachidonic acid(AA), collagen, 그리고 epinephrine)에 대한 혈소판 응집능을 in vitro에서 측정하게 된다. 이 검사는 외인성 작용제(agonist)를 첨가한 후 PRP 표본에 광선 투과하는 것을 기반으로 한다. 작용제 첨가는 혈소판의 침전을 돕기 때문에 PRP 표본은 점점 맑아진다. 이것은 더 많은 광선이 표본을 투과하게 한다. 이 기계는 광도계로 투과율과 0%에서 100%까지 증가하는 백분율을 기록한다. 이것은 다시 컴퓨터를 이용해 그래프로 변환된다[25]. 이 방법은 혈소판 기능 이상이나 항 혈소판 치료를 모니터링 하는데 광범위하게 쓰이고 있다. LTA는 혈소판 이상을 평가하는 다양한 연구에서 첫 번째 진단 단계이다[25]. 60%나 그 이상의 응집은 정상으로 간주된다[26](그림 7.5). 그러나 혈소판 기능 평가는 PRP를 쓰는 재생 주사 요법에서는 잘 쓰이지 않는다. 오히려 혈액학적 이용시 많이 쓰인다.

최근에는 저항법(impedence method)을 통해 전혈의 응집을 이용하여 혈소판의 기능을 평가하는 방법이 개발되었는고, 광학법 보다 우월하다고 평가받고 있다[26]. 그러나 이 테크

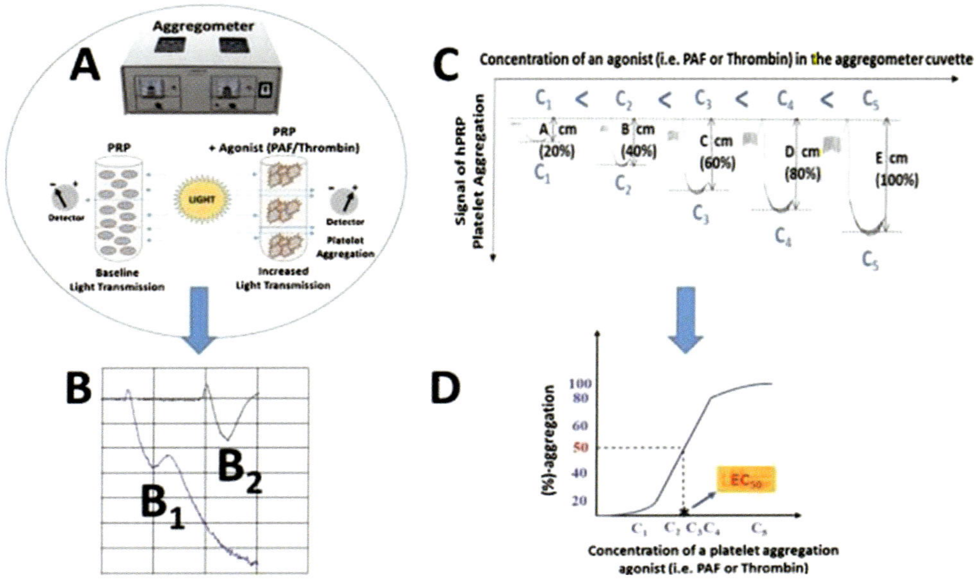

그림 7.5 PRP의 혈소판 응집에 있어서 작용제를 평가하기 위한 LTA(light transmission aggregometry) 검사 적용. Fig from [27] Creative Commons CC-BY license.

닉은 PRP보다는 전혈을 사용하므로, 개인의 혈소판 기능을 평가하는데 유익할지 몰라도 주사되는 표본의 혈소판 기능을 반드시 검사한다고 볼 수는 없다.

핵심 요약 Key points

- PRP에서의 혈소판의 농도는 혈장보다 훨씬 높다.
- PRP는 조직 재생에 필요한 성장 인자와 골격을 제공할 수 있다.
- PRP가 주사되면, 조직으로 성장 인자가 운반되며 또한 손상 부위의 자발적인 치유 반응을 자극하고 확대시킨다.
- Calcium chloride는 혈소판으로부터 성장 인자가 방출되는 것을 지연시킨다.
- 근육, 힘줄과 인대에 주사된 PRP는 재생을 촉진시킨다. PRP는 힘줄의 힘줄세포 증식을 도와준다는 것이 알려졌다.
- PRP의 골내 주사는 골관절염에서의 관절강 내 주사보다 유익하다.
- 혈소판은 성장 인자를 담은 분비 과립을 가지고 있고, 이러한 과립들의 분비는 SNARE 단백질에 의해 매개된다. 그러나 기능의 전체 기전은 아직 완전히 이해되지 못했다.
- LTA에 의한 혈소판 기능 평가는 주사되는 PRP의 질을 결정하는데 유용하다.

참고문헌

1. Alves R, Grimalt R. A review of platelet-rich plasma: history, biology, mechanism of action, and classification. Skin Appendage Disord. 2018 Jan;4(1):18–24.
2. Orsini JA. Equine emergencies. 4th ed. St. Louis, Mo: Elsevier; 2014.
3. Ross R. Atherosclerosis–an inflammatory disease. N Engl J Med. 1999 Jan 14;320(2):115–26.
4. Witte L, Kaplan K, Nossel H, Lages B, Weiss H, Goodman D. Studies of the release from human platelets of the growth factor for cultured human arterial smooth muscle cells. Circ Res. 1978 Mar;42(3):402–9.
5. Haseltine WA. Interview: commercial translation of cell-based therapies and regenerative medicine: learning by experience. Regen Med. 2011 Jul 1;6(4):431–5.
6. Lana JFSD, Andrade Santana MH, Dias Belangero W, Malheiros Luzo AC. Platelet-rich plasma: regenerative medicine: sports medicine, orthopedic, and recovery of musculoskeletal injuries. 2014th ed. Berlin, Heidelberg: Springer; 2013.
7. Marx RE, Carlson ER, Eichstaedt RM, Schimmele SR, Strauss JE, Georgeff KR. Platelet-rich plasma: growth factor enhancement for bone grafts. Oral Surg Oral Med Oral Pathol Oral Radiol Endod. 1998 Jun;85(6):638–46.
8. Shaikh ZS, Thompson AR, Halsnad M, Fowell CJ, Millar BG, Grew NR, Pigadas N. The clinical applications of platelet-rich plasma in oral and maxillofacial surgery. Br J Oral Maxillofac Surg. 2011;49:S98.
9. Albanese A, Licata ME, Polizzi B, Campisi G. Platelet-rich plasma (PRP) in dental and oral surgery: from the wound healing to bone regeneration. Immun Ageing. 2013 Jan 1;10(1):23.
10. Ficek K, Kamiński T, Wach E, Cholewiński J, Cięszczyk P. Application of platelet rich plasma in sports medicine. J Hum Kinet. 2011 Dec 1;30(1):85–97.
11. Coppinger JA, Cagney G, Toomey S, Kislinger T, Belton O, McRedmond JP, et al. Characterization of the proteins released from activated platelets leads to localization of novel platelet proteins in human atherosclerotic lesions. Blood. 2004 Mar 15;103(6):2096–104.
12. de Jong JSG, LRC D. Platelets and cardiac arrhythmia. Front Physiol. 2010;1:166.
13. Reed G. Platelet secretory mechanisms. Semin Thromb Hemost. 2004 Aug;30(4):441–50.
14. Heijnen HF, Debili N, Vainchencker W, Breton-Gorius J, Geuze HJ, Sixma JJ. Multivesicular bodies are an intermediate stage in the formation of platelet alpha-granules. Blood. 1998 Apr 1;91(7):2313.
15. Sánchez-González DJ, Méndez-Bolaina E, Trejo-Bahena NI. Platelet-rich plasma peptides: key for regeneration. Int J Pept. 2012;2012:532519–0.
16. Milano G, Sánchez M, Jo CH, Saccomanno MF, Thampatty BP, Wang JH. Platelet-rich plasma in orthopaedic sports medicine: state of the art. J ISAKOS: Joint Disord Orthop Sports Med. 2019 Jul;4(4):188.
17. O'Connell B, Wragg N, Wilson S. The use of PRP injections in the management of knee osteoarthritis. Cell Tissue Res. 2019 May 6;376(2):143–52.
18. Zhou Y, Wang JH-C. PRP treatment efficacy for Tendinopathy: a review of basic science studies. Biomed Res Int. 2016 Jan 1;2016:9103792–8.

19. Rendu F, Brohard-Bohn B. The platelet release reaction: granules' constituents, secretion and functions. Platelets. 2001;12(5):261–73.
20. Marx RE. Platelet-rich plasma: evidence to support its use. J Oral Maxillofac Surg. 2004;62(4):489–96.
21. Toyoda T, Isobe K, Tsujino T, Koyata Y, Ohyagi F, Watanabe T, et al. Direct activation of platelets by addition of $CaCl_2$ leads coagulation of platelet-rich plasma. Int J Implant Dent. 2018 Dec;4(1):1–11.
22. Rao A, Jalagadugula G, Sun L. Inherited defects in platelet signaling mechanisms. Semin Thromb Hemost. 2004 Oct;30(5):525–35.
23. Raccuglia G. Gray platelet syndrome: a variety of qualitative platelet disorder. Am J Med. 1971;51(6):818–28.
24. Paniccia R, Priora R, Liotta AA, Abbate R. Platelet function tests: a comparative review. Vasc Health Risk Manag. 2015;11:133–48.
25. Choi J-L, Li S, Han J-Y. Platelet function tests: a review of progresses in clinical application. Biomed Res Int. 2014;2014:456569–7.
26. Dyszkiewicz-Korpanty AM, Frenkel EP, Sarode R. Approach to the assessment of platelet function: comparison between optical-based platelet-rich plasma and impedance-based whole blood platelet aggregation methods. Clin Appl Thromb Hemost. 2005 Jan;11(1):25–35.
27. Tsoupras A, Zabetakis I, Lordan R. Platelet aggregometry assay for evaluating the effects of platelet agonists and antiplatelet compounds on platelet function in vitro. MethodsX. 2019;6:63–70.

혈소판 풍부 혈장 : 준비 방법 8

Platelet Rich Plasma : Preparation Methods

이번 장은 혈소판 풍부 혈장(PRP) 제조기법에 대한 전반적인 개념과 단일 회전 방법과 이중 회전 방법 사이의 차이, 활성화 기법, 다양한 공식을 사용한 혈소판 포획능력의 계산 및 각기 다른 유형의 혈소판 산물에 대한 요약과 다양한 분류법을 제시한다. 그러나 이번 장에서는 시장에서 구입할 수 있는 PRP 개별 모든 제품에 대한 깊이 있는 분석이나 수술적 적용에 대해서는 다루지 않는다.

PRP 준비를 위한 각기 다른 프로토콜이 있고, 제각각 우월성을 주장하는 다양한 제조사에 의해 제작된 여러 형태의 키트들이 있다.

일반적으로 모든 프로토콜은 혈액의 채취(그림 8.1), 검체의 원심분리(단일 또는 이중 원심분리) (그림 8.2, 8.3, 8.4), 온도를 조절하거나 조절하지 않은 상태에서 외부인자를 첨가하거나 첨가하지 않고 혈소판을 활성화하는 내용을 포함하고 있다. 각각의 절차에서 채취할 혈액의 양, 원심분리 속도와 시간, 원심분리를 한 번 할 것인지 또는 두 번 할 것인지, 혈소판이 들어있는 결과물의 부피는 얼마인지가 다르다. 생성된 PRP내의 혈소판의 농도 또한 사용한 프로토콜에 따라 다양하게 나타난다(표 8.1).

이중 회전 방법에서 단일 회전 방법보다 더 높은 농도의 혈소판을 얻을 수 있다.

Yin 등은 160 xg로 10분간 또는 250 xg로 15분간 원심분리하면 백혈구 연층(buffy coat)을 제거하고 순수한 PRP를 얻을 수 있음을 발견하였다[4].

혈소판을 제조하는 방법이 무엇이건 혈소판 함유 혈장(Platelets Containing Plasma, PCP)과 순수한 혈소판 풍부 혈장(pure Platelet Rich Plasma, p-PRP)에 들어있는 혈소판의 특성을 표현하려면 다음의 공식을 사용한다[4].

$$\text{혈소판 포획 효율성(\%)} = \frac{\text{PCP 혹은 PRP의 양} \times \text{PCP 혹은 PRP에서의 platelet 농도}(10^9/\text{L})}{\text{전혈(ml)} \times \text{전혈에서의 혈소판 농도}(10^9/\text{L})}$$

그림 8.1 **혈액 채취**

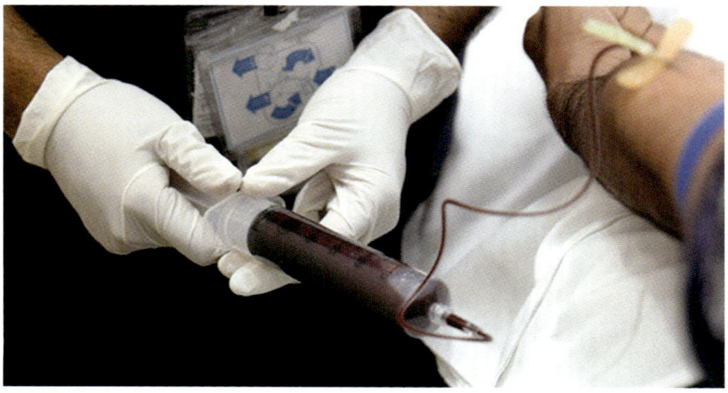

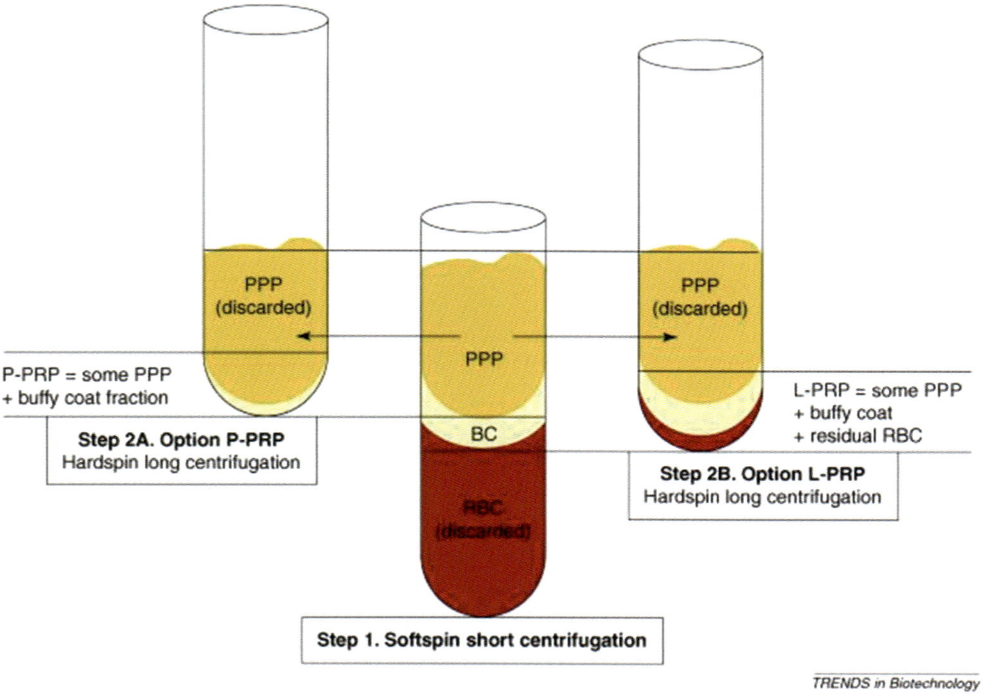

그림 8.2 **두 단계의 원심분리를 이용하여 혈소판 풍부 혈장을 만드는 고전적인 매뉴얼**

[1]의 허락을 받고 사용함, P-PRP 순수한 혈소판 풍부 혈장, L-PRP 백혈구와 혈소판 풍부 혈장, PPP 혈소판 희소 혈장, B.C. 백혈구 연층, RBC 적혈구

$$\text{혈소판 농축 인자(배)} = \frac{\text{PCP 또는 p-PRP의 혈소판 농도}(10^9/\text{L})}{\text{전혈의 혈소판 농도}(10^9/\text{L})}$$

$$\text{백혈구 감소 효율(\%)} = \frac{\text{PCP 또는 p-PRP의 부피(mL)} \times \text{PCP 또는 p-PRP의 백혈구 농도}(10^9/\text{L})}{\text{전혈의 부피(mL)} \times \text{전혈의 백혈구 농도}(10^9/\text{L})}$$

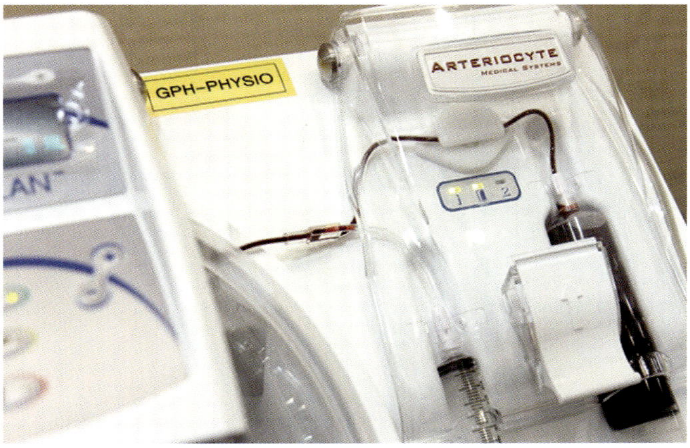

그림 8.3 주사기에 들어 있는 혈액 원심분리

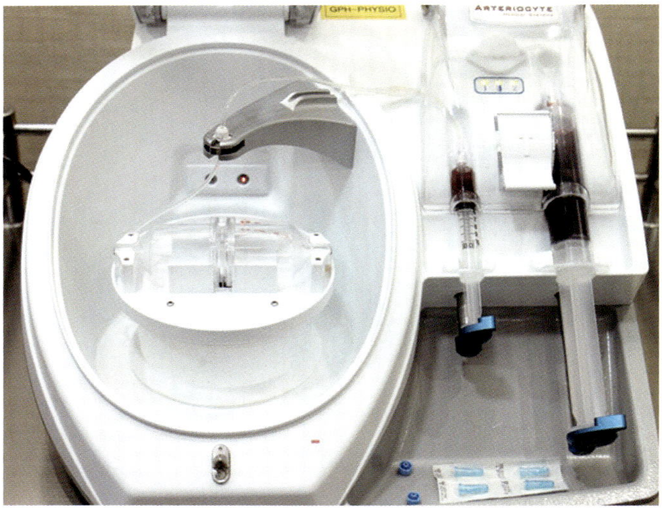

그림 8.4 원심분리하는 동안 PRP 수집

표 8.1 단일 회전 방법과 이중 회전 방법의 요약, [2]의 허락을 받고 사용함

단일 회전 시스템

제조사	시스템 유형	원심분리력(g)	원심분리 시간(분)	전혈의 부피(mL)	PRP의 최종 부피(mL)
ACP	혈장	350	5	11	2~5
GPS 3	백혈구 연층	1100	15	54	6
Eldoret	알려지지 않음	580	8	9	2
Regen PRP	백혈구 감소	1500	5	8	4

이중 회전 시스템

제조사	시스템 유형	첫 번째 회전의 원심분리력(g)	두 번째 회전의 원심분리력(g)	첫 번째 회전의 원심분리 시간(분)	두 번째 회전의 원심분리 시간(분)	전혈의 부피(mL)	PRP의 최종 부피(mL)
Cascase	혈장	1100	1450	6	15	9	2
GLO	백혈구 연층	1200	600	5	2	9	0.6
Smart Prep	백혈구 연층	1250	1050	14	7~10	60	알려지지 않음
KYOCERA	알려지지 않음	600	2000	7	5	20	2
Magellan	백혈구 연층	610	1240	4	6	60	3
Prosys	알려지지 않음	1660	2008	3	3	30	3

$$\text{적혈구 감소 효율(\%)} = \frac{\text{PCP 또는 p-PRP의 부피(mL)} \times \text{PCP 또는 p-PRP의 적혈구 농도}(10^{12}/L)}{\text{전혈의 부피(mL)} \times \text{전혈의 적혈구 농도}(10^{12}/L)}$$

8.1 혈소판의 활성화 Activation of Platelets

PRP의 혈소판을 활성화하는 과정에 사용할 수 있는 여러가지 방법들이 있다. $CaCl_2$로 활성화한 PRP에는, 트롬빈 또는 $CaCl_2$/트롬빈을 병합하거나 활성화하지 않은 PRP에 비해 높은 농도의 성장인자가 분비된다. 각기 다른 활성인자를 사용한 경우 분비된 성장인자의 농도가 다르다. $CaCl_2$/트롬빈을 병합한 경우 $CaCl_2$ 단독이나 Type 3 콜라겐 단독 사용보다 첫 한 시간 내에 분비되는 성장인자의 농도가 더 높았지만, 24시간 동안 분비되는 성장인자의 농도는 $CaCl_2$ 단독의 경우가 제일 높았다[5].

8.2 PRP 제조의 분류 Classifications of PRP Preparations

PRP 제조 방법과 세포 매개변수들에 대한 문헌에는 각기 다른 분류 체계가 있다. 가장 널리 사용되는 분류 체계는 PRP 방법과 백혈구 연층 방법이다[3].

최초의 과학적인 분류는 2008년에 PRP 분류의 초석을 고안한 Ehrenfest, Rasmusson, Albrektsson에 의해 이루어졌다[1]. 이것은 두 가지의 매개변수만을 고려한 단순한 분류방법이었다; 제조물에 함유된 세포 내용물과 섬유소의 구조. 이것으로 PRP를 4개의 그룹으로 분류하였다:

1. 순수 혈소판 풍부 혈장(P-PRP) 또는 백혈구 희소 혈소판 풍부 혈장 : 활성화 된 뒤에는 백혈구와 저밀도-섬유소 구조가 없는 생산물들. 이 범주의 생산물은 액체 용액이거나 활성화된 겔 형태이다.
2. 백혈구와 혈소판 풍부 혈장(L-PRP) : 활성화된 뒤에 백혈구와 저밀도의 섬유소가 포함된 제조물들. P-PRP와 같이 이 범주의 생산물은 액체 용액이거나 활성화된 겔 형태이다. Regen-PRP, Proteal, Arthrex와 같은 다수의 상용 생산물들이 이 범주에

포함된다.

3. 순수 혈소판 풍부 섬유소(P-PRF) 또는 백혈구 희소 혈소판 풍부 섬유소 : 백혈구가 없고, 고밀도 섬유소 망이 있는 제조물들. 그들은 오직 강하게 활성화된 겔 형태로만 존재하므로 주사하거나 전통적인 섬유소 접착제처럼 사용할 수 없다. Fibrinet System(Surgeon-defined Graft(SDG), Platelet Rich Fibrin Matrix(PRFM) membrane)이 그 예이다.
4. 백혈구와 혈소판 풍부 섬유소(L-PRF) : 백혈구와 고밀도 섬유소 망이 있는 생산물. P-PRF와 같이 이들은 강하게 활성화된 겔 형태로만 존재하므로 주사하거나 전통적인 섬유소 접착제처럼 사용할 수 없다.

스포츠 의학에 사용되는 분류

1. 스포츠의학 분류(Mishra 분류) : 혈소판과 백혈구 농도를 고려하였다[6] (표 8.2).
2. PAW 분류(Delong 등) : [7] (표 8.3) (그림 8.5)
3. PLRA 분류(Mautner 등) : [8]

다음의 매개변수에 의존한다(표 8.4).

- 혈소판 농도(혈소판의 절대 수치/μL)
- 호중구의 농도를 포함한 백혈구 농도
- 적혈구 농도
- 외부 인자에 의한 활성화

표 8.2 Mishra 분류

분류	백혈구	활성화	혈소판 농도
1형	증가	X	A-≧5x B-≦5x
2형	증가	O	A-≧5x B-≦5x
3형	최소 또는 백혈구 없음	X	A-≧5x B-≦5x
4형	최소 또는 백혈구 없음	O	A-≧5x B-≦5x

표 8.3 PAW 분류

혈소판	P1(≤기준치)	P2(≥기준치 ~750,000세포/μL)	P3(>750,000~ 1,250,000세포/μL)	P3(>~1,250,000 세포/μL)
활성화	외인성-X		내인성	
백혈구				
전체	기준치 초과-A		기준치 미만-B	
호중구	기준치 초과-α		기준치 미만-β	

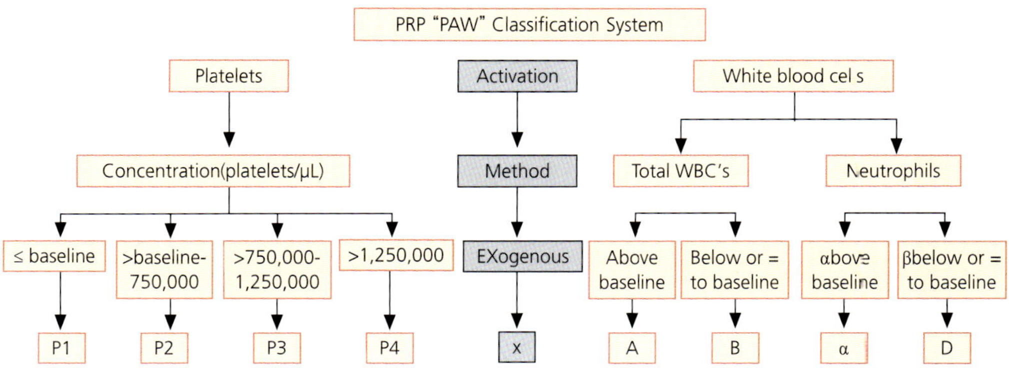

Example : P2-Bβ or P2-B
Example : P3-x-Aα

그림 8.5 PAW 분류 : [7]의 허락을 받고 사용함

표 8.4 PLRA 분류

기준		최종 점수	
P	혈소판	P 주사된 부피	M 세포/μL
L	백혈구 (만약 백혈구가 있으면(+), 호중구의 백분율도 보고되어야 함.)	> 1% < 1%	+ −
R	적혈구	> 1% < 1%	+ −
A	활성화 (외인성 활성화 방법은 보고되어야 함)	예 아니오	+ −

4. DEPA 분류

이 분류는 다음의 네 가지 매개변수에 근거한다(표 8.5).

- 주사된 혈소판의 용량(the dose of injected platelets)
- 생산물의 효율(efficiency of production)
- PRP의 순도(the purity of PRP obtained)
- 활성화 과정(activation process)

5. MARSPILL(Lana 등) : [10]

이 분류는 제조방법, 혈소판 활성화 여부, PRP 생성물에 적혈구의 양, 회전은 한 번 했는지 두 번 했는지, 생산물의 혈소판 수, PRP는 영상 유도하에 주사되었는지 그렇지 않은지, PRP에 백혈구의 농도가 높은지 낮은지, PRP가 약하게 활성화 되었는지 그렇지 않은지를 자세하게 언급한다(표 8.6).

표 8.5 DEPA 분류

	주사된 혈소판의 용량 (10억개)		과정의 효율 (혈소판 회복율 %)		PRP의 순도 (혈소판의 상대적인 구성)	
A	> 5	매우 고용량	> 90	높음	> 90	매우 순수
B	3~5	고용량	70~90	중간	70~90	순수
C	1~3	중간용량	30~70	낮음	30~70	불균일
D	< 1	저용량	< 30	매우 낮음	< 30	전혈

최종 DEPA 점수 : AAA; CAD와 같이 표시됨.
예를 들어, 주사된 혈소판이 매우 고용량이고, 효율은 높으며, 순도가 매우 순수하면 AAA로 표시됨.
혈소판이 중간 용량, 효율은 높고, 순도는 매우 낮으면(전혈) CAD로 표시됨.

표 8.6 MARSPILL 분류

	의미	유형
M	방법	수작업(H) 기계작업(M)
A	활성화	활성화됨(A+) 활성화되지 않음(A−)
R	적혈구들	풍부함(RBC−R) 희소함(RBC−P)

	의미	유형
S	회전	단일 회전(Sp1) 이중 회전(Sp2)
P	혈소판 수(기준치의 배수)	PL 2~3; PL 4~6 PL 6~8; PL 8~10
I	영상 유도	유도됨(G+) 유도되지 않음(G−)
L	백혈구 농도	높음(Lc−R) 낮음(Lc−P)
L	빛 활성화	활성화됨(A+) 활성화되지 않음(A−)

다음과 같이 보고함. : M(H), A(A−), R(RBC−P), S(Sp2), P(PL[4~6]), I(G+), L(Lc−R[2,3]), L(A−)

8.3 혈소판 제조의 다른 유형 Different Types of Platelet Preparations

8.3.1 혈소판 겔 Platelet Gel

혈소판 겔(PG)은 재조합 성장인자에 비해 사용하기 쉽기 때문에 정형외과 시술에서 널리 사용된다. α 과립에서 성장인자의 분비를 유발하기 위해 혈소판 농축액에 트롬빈과 칼슘을 추가하여 얻을 수 있다[11].

제대혈 혈소판 겔(CBPG)은 재생의학을 위해 제안되었으며, 이탈리아 보건 규제 당국에 의해 성인-유래 혈소판 겔과 동일하게 평가되었다[12].

8.3.2 다양한 PRP와 혈소판 용해물의 비교

이전에 살펴본 바와 같이 PRP의 제조방법은 표준화되지 않았으며 다양한 유형의 키트가 시장에 유통되고 있다. 어떤 생산물은 혈소판 농도가 높으며, 어떤 것은 백혈구 함량, 어떤 것은 성장인자의 농도가 높다.

만약 PRP의 혈소판 농도가 전혈일 때의 기본값보다 낮다면, 그 PRP는 충분한 세포 반응을 유발하지 않을 것이며, 반대로 기본값보다 6배 이상 높다면 치유를 방해하는 효과를 낼 것이다[13].

다양한 저자에 의한 최근의 연구들 덕분에 우리는 이들 변수에 대해 약간의 이해를 할 수 있게 되었다.

Megalon 등은 한 명의 공여자에서 유래한 5가지의 다른 PRP 제조물을 비교하였다[13]. Regen PRP와 Mini GPS 시스템을 이용한 백혈구 풍부-PRP와 Selphyl 시스템, Arthrex ACP을 이용한 백혈구 희소 PRP, 저자의 연구실에서 개발된 제조법을 비교하였다. 백혈구 풍부 제조물은 백혈구 희소 PRP에 비해 적혈구, 백혈구, 호중구의 농도가 높았다.

그들의 연구결과에 따르면 원심분리 시간과 속도의 변화에 따른 혈소판 활성화 상태의 차이는 없었다. 혈소판 풍부와 혈소판 희소 PRP 사이에 백혈구 농도의 차이는 있었으나, 최종적으로 얻은 PRP에서 가장 높은 백혈구 농도는 1.37%였다.

채집된 혈액의 부피가 많을수록 혈소판과 성장인자의 농도가 높았으며, 그래서 혈소판과 성장인자의 용량도 높았다. WBC 수가 높으면 VEGF와 EGF 농도 또한 높았으며, 이것에 의해 혈소판이 PRP의 성장인자를 만들어내는 유일한 원료가 아니라는 사실을 제시하였다[14, 15].

다음의 표는 각기 다른 혈소판 풍부 생산물을 보여준다(표 8.7).

최근의 증거에 따르면 백혈구 풍부 PRP는 PRP 치료시에 항균 효과를 보이기 때문에 유익하지만[15, 16], 호중구의 농도가 높으면 반응성 산화물을 분비하여 치유 억제 효과를 보인다[17].

표 8.7 각기 다른 혈소판 풍부 생산물 : [17]의 허락을 받고 사용함.

혈소판 농축액의 유형	백혈구 존재?	활성화 필요	상태
백혈구 혈소판 풍부 혈장	예	예/아니오	겔/액체
백혈구 혈소판 풍부 섬유소	예	예	고체
순수 혈소판 풍부 혈장	아니오	예/아니오	겔/액체
순수 혈소판 풍부 섬유소	아니오	예	고체

핵심 요약 Key points

- PRP 제조를 위한 다양한 프로토콜이 있으나, 모든 방법은 채집, 원심분리, 활성화 과정을 거친다.
- 원심분리는 단일 회전 또는 이중 회전 중 한 가지의 과정을 거친다.
- 어떤 연구에서는 이중 회전을 이용한 결과물에서 혈소판의 농도가 더 높은 것으로 나타났다.
- 다양한 혈소판 활성화 방법 중에서 $CaCl_2$를 이용하는 방법이 더 높은 농도의 성장인자 분비를 유발하는 것으로 나타났다.

- PRP 제조법을 분류하는 방법은 다양하며, 다른 방법에 비해 MARSPILL 분류법이 가장 포괄적인 방법이다.
- 백혈구 풍부 PRP는 항균 효과를 가지는 것으로 나타났다.
- 혈소판 겔과 혈소판 풍부 섬유소는 임상에 사용할 수 있는 다른 형태의 혈소판 생산물이다.

참고문헌

1. Ehrenfest D, David M, Rasmusson L, Albrektsson T. Classification of platelet concentrates: from pure platelet-rich plasma (P-PRP) to leucocyte- and platelet-rich fibrin (L-PRF). Trends Biotechnol. 2008;27(3):158–67.
2. Oudelaar BW, Peerbooms JC, Rianne HIV, Vochteloo AJH. Concentrations of blood components in commercial platelet-rich plasma separation systems: a review of the literature. Am J Sports Med. 2019 Feb;47(2):479–87.
3. Arshdeep. Platelet-rich plasma by single-spin process in male pattern Androgenetic alopecia: is it an effective treatment? Indian Dermatol Online J. 2017 Nov;8(6):465–7.
4. Yin W, Xu H, Sheng J, Zhu Z, Jin D, Hsu P, et al. Optimization of pure platelet-rich plasma preparation: a comparative study of pure platelet-rich plasma obtained using different centrifugal conditions in a single-donor model. Exp Ther Med. 2017 Sep;14(3):2060–70.
5. Chen X, Jones IA, Park C, Vangsness CT. The efficacy of platelet-rich plasma on tendon and ligament healing: a systematic review and meta-analysis with bias assessment. Am J Sports Med. 2018 Jul;46(8):2020–32.
6. Mishra A, Harmon K, Woodall J, Vieira A. Sports medicine applications of platelet rich plasma. Curr Pharm Biotechnol. 2012 Jun;13(7):1185–95.
7. DeLong JM, Russell RP, Mazzocca AD. Platelet-rich plasma: the PAW classification system. Arthroscopy. 2012;28(7):998–1009.
8. Mautner K, Malanga GA, Smith J, Shiple B, Ibrahim V, Sampson S, Bowen JE. A call for a standard classification system for future biologic research: the rationale for new PRP nomenclature. PM&R. 2015;7(4):S53–9.
9. Magalon J, Chateau AL, Bertrand B, Louis ML, Silvestre A, Giraudo L, et al. DEPA classification: a proposal for standardising PRP use and a retrospective application of available devices. BMJ Open Sport Exerc Med. 2016;2(1):e000060.
10. Lana JFSD, Purita J, Paulus C, Huber SC, Rodrigues BL, Rodrigues AA, et al. Contributions for classification of platelet rich plasma – proposal of a new classification: MARSPILL. Regen Med. 2017;12(5):565–74.
11. Devescovi V, Leonardi E, Ciapetti G, Cenni E. Growth factors in bone repair. Chir Organi Mov. 2008;92(3):161–8.

12. Piccin A, Di Pierro AM, Canzian L, Primerano M, Corvetta D, Negri G, et al. Platelet gel: a new therapeutic tool with great potential. Blood Transfus. 2017 Jul;15(4):333–40.
13. Magalon J, Bausset O, Serratrice N, Giraudo L, Aboudou H, Veran J, Magalon G, Dignat-Georges F, Sabatier F. Characterization and comparison of 5 platelet-rich plasma preparations in a single-donor model. Arthroscopy. 2014;30(5):629–38.
14. Castillo TN, Pouliot MA, Kim HJ, Dragoo JL. Comparison of growth factor and platelet concentration from commercial platelet-rich plasma separation systems. Am J Sports Med. 2011 Feb;39(2):266–71.
15. Moojen DJF, Everts PAM, Schure R, Overdevest EP, van Zundert A, Knape JTA, et al. Antimicrobial activity of platelet-leukocyte gel against Staphylococcus aureus. J Orthop Res. 2008 Mar;26(3):404–10.
16. Bielecki T, Dohan DM, Ehrenfest PA, Everts AW. The role of leukocytes from L-PRP/L-PRF in wound healing and immune defense: new perspectives. Curr Pharm Biotechnol. 2012 Jun;13(7):1153–62.
17. Pavlovic V, Ciric M, Jovanovic V, Stojanovic P. Platelet rich plasma: a short overview of certain bioactive components. Open Med. 2016 Jan 1;11(1):242–7.

스포츠에서 혈소판 풍부 혈장의 임상적 응용 9

Clinical Applications of Platelet Rich Plasma in Sports

이 장의 목표는 스포츠 의학 임상에서의 PRP 효과에 대한 체계적인 문헌고찰이나 메타분석을 통해 높은 수준의 근거를 제시하는데 있다. 방대한 문헌의 양으로 인해 개별 증례, RCT 연구는 제외하였다. 이러한 근거들을 통해 근육, 건, 인대 손상에서의 PRP의 역할을 알 수 있다. 또한, 운동선수에서 건병증의 높은 유병율과 그 손상기전에 대해 간략히 언급하였으며, 마지막으로 PRP 주사의 효율성에 영향을 주는 인자들에 대해서도 열거하였다.

PRP는 연부조직, 관절, 골 질환의 치료에 사용되고 있다. PRP는 스포츠 선수들이나 스포츠 관련 의사들(sports physicians-외국에서는 fellowship을 수료하거나, 일정 과정을 수료한 사람들이 sports physician이라는 말을 쓰지만, 우리나라에서는 대부분 정형, 재활의학과 의사들이 sport physician으로 역할을 하고 있다) 사이에서 많이 사용되는 치료법이다.

PRP는 인대, 건, 근육 질환에 널리 사용되고 있으며, 그런 질환들은 스포츠 선수들에서 가장 흔하게 보고되는 문제들이다. 이번 장에서 정형외과적인 스포츠 관련 수술보다는 스포츠 의학에 중점을 두어 설명하였다.

9.1 근육 손상에서의 PRP PRP in Muscle Injuries

근육 손상은 스포츠 관련 손상의 약 1/3 정도를 차지한다. 햄스트링의 급성 손상이 운동선수들, 특히 축구와 럭비 선수들 사이에서 가장 흔하게 발생한다[1, 2]. 햄스트링 손상은 모든 스포츠 손상의 29%를 차지하며, 단거리 달리기 선수에서는 50%까지 그 비율이 증가한다[3].

전통적인 치료방법은 ICE(냉각, 압박, 거상의 머리글자), RICE(휴식, 냉각, 압박, 거상의 머리글자); PRICE(보호, 휴식, 냉각, 압박, 거상의 머리글자) 또는 새롭게 제안된

POLICE(보호, 적절한 부하, 냉각, 압박, 거상의 머리글자) 이다[4]. 잦은 부상으로 장시간 운동을 쉬게 되면 경쟁에서 밀려나게 되기 때문에 의사들은 치유기간을 줄일 수 있는 새로운 방법을 찾기 위해 노력하였다. 이러한 상황 속에서 PRP는 다양한 스포츠 관련 손상에서 선수들과 의사들 사이에서 인기를 얻게 되었다. PRP의 효과에 대한 근거는 논란의 여지가 있지만, 그에 대한 판단은 이 챕터의 주제에서 벗어나기 때문에 언급하지는 않는다.

2014년 출판된 체계적인 문헌고찰에 따르면 동물실험에서 유력한 결과를 얻기는 했으나, 인체에서는 확실한 결과가 없었다[5]. 비슷하게 2018년 출판된 체계적인 문헌고찰과 RCT 메타분석에서도 근육 손상에 PRP를 사용했을 때의 효과에 대해서 확실한 증거는 없었다[6].

Dutch Hamstring Injection Therapy Study에 따르면, 급성 햄스트링 손상이 있었던 환자에서 근육내 PRP를 주사하고 1년 뒤에 위약 주사와 비교하여 경기에 복귀한 시간, 재손상율, 주관적인 변화, 임상적 또는 MRI 검사의 변화에서 어떠한 이득도 관찰할 수 없었다[7].

다른 체계적인 문헌고찰과 메타분석에서, Sheth 등은 1등급과 2등급 근육 염좌에서 PRP는 6개월 이내에 재손상율을 증가시키지 않으면서 경기에 복귀하는 시간을 단축시킨다는 것을 보고하였다. 그러나, 그들이 햄스트링 염좌에 대한 소그룹 분석을 했을 때에는 결과가 다르게 나타났다[8].

1등급과 2등급 연구에 대한 문헌고찰에서 Kian 등은 소수의 1등급 연구에서만 명확한 이득을 증명하고 있었으며, 다수의 연구는 맹검이나 RCT 시험이 아님을 발견하였다[9].

결과적으로 근육 손상에서 PRP의 이점을 임상 데이터로 증명할 수 없었다[10].

9.2 건과 인대 질병에서의 PRP PRP in Tendon and Ligament Pathologies

건과 인대 손상은 전 세계의 의료진들이 마주치는 가장 흔한 건강 문제 중 하나이다. 한 해 동안 건과 인대 손상에 대한 의료적인 자문을 얻고자 하는 환자의 수가 미국에서만 대략 1,650만 명으로 추정된다[11].

근육에 비해 건은 단위면적당 힘이 더 높지만, 유연성은 더 낮다. 그래서 근육에 의해 형성된 힘이 때로는 건의 최대치를 넘는 경우가 발생하고, 그 결과 파열, 열상이 생기고 퇴행에 이르게 된다. 건이 한 번 찢어지면, 원래의 적절한 섬유상 무늬와 콜라겐 다발의 정렬을 회복해야 하는데, 대체로 완전해지기까지의 시간이 많이 걸리며 또한 흉터 조직 형성과 함께 건의 질이 원래보다 떨어지는 경우가 많이 발생한다. 건의 회복에서도, 더 좋은 예후를 얻기 위해서는 성장인자, 기계적 자극, 조직 공학, 때로는 유전자 치료가 뒷받침되어야 한다[11].

건병증과 건염은 운동하는 사람들에게서 흔하며, 스포츠에 참여하는 사람들의 수가 늘어가면서 그 유병율도 증가하고 있다. 아킬레스 건병증은 달리기 선수중 약 30%, 슬개골 건병증은 배구 선수중 약 14%, 핸드볼 선수중 13%, 농구 선수중 12%, 트랙과 필드 선수중 7%에서 발생하는 것으로 보고되었다[12].

건증은 건에 대한 요구와 재형성 능력의 불균형으로 발생한다. 활성화된 혈소판은 생물학적으로 활성이 있어 손상된 조직의 보충, 성장, 형태형성을 촉진하는 단백질을 분비한다. 조직 치유는 강화된 섬유아세포의 이주, 증식, 혈관 증식, 콜라겐 침착에 의해 촉진된다. 이런 과정은 내재적인 치유 역량이 낮은 건병증에서도 조직 치유의 잠재적인 기전으로 생각된다[13].

건의 섬유상 구조는 1형 콜라겐으로 구성되어 있지만, 건내막과 건외막에는 3형 콜라겐이 존재한다. 회복과 재형성과정의 초기동안 3형 콜라겐의 합성이 증가하고, 후기에는 1형 콜라겐으로 교체된다(그림 9.1). 5형 콜라겐은 다른 콜라겐들이 교차결합한 것이며, 건의 섬유질 특성을 조절한다. 회복과정 동안 콜라겐은 근건단위에 위치한 건세포에서 합성된다.

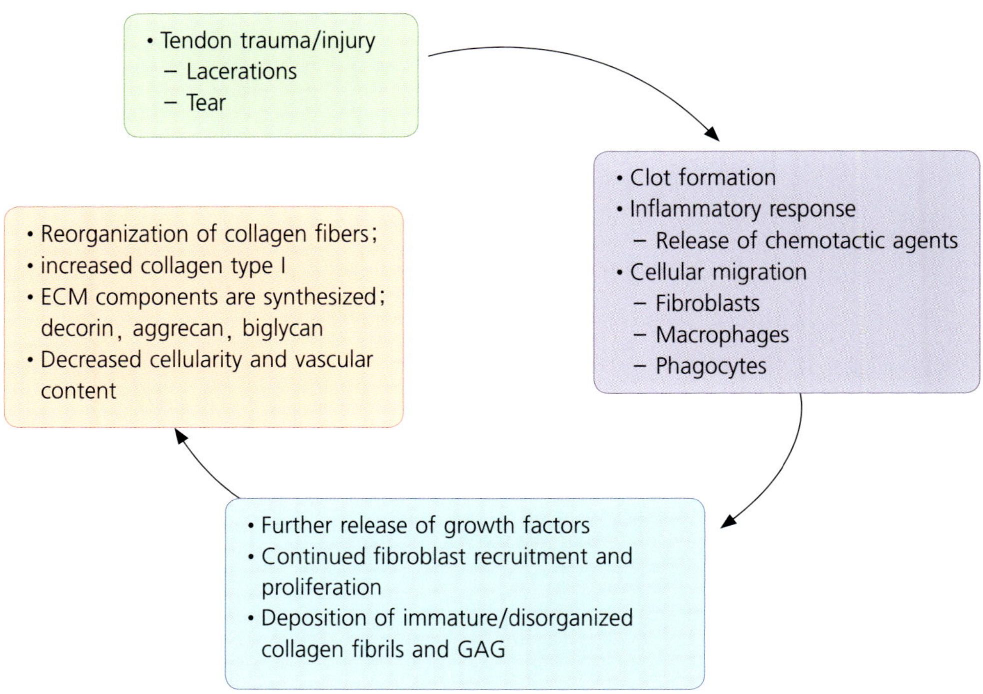

그림 9.1 건 재생과정: [11]의 허락을 받고 사용함. GAG 무코다당류, ECM 세포외 기질

건세포는 건에 존재하는 지배적인 세포이며, 건의 회복에 중요한 역할을 하지만, 그 회복능력에는 제한이 있다. 건세포와 더불어 건에는 건 특이적인 성체 줄기세포이자 세포군에서 약 5% 정도를 구성하고 있는 건 줄기세포(Tendon Stem Cells, TSCs)가 있다[14]. 건 줄기세포는 건세포에 비해 높은 증식 능력이 있다.

검사실 연구에서 PRP, 특히 PRP 혈전분비(PRP clot release, PRPCR)는 건 줄기세포(TSCs)가 분화하여 높은 증식 능력과 콜라겐 생산 능력을 보이는 활성화된 건세포로 분화하는 것을 촉진할 수 있다[15].

PRP는 건세포와 건 줄기세포에서 콜라겐 생성을 촉진하고, 1형과 3형 콜라겐 유전자의 발현을 강화한다는 사실이 밝혀졌다[14].

Zang과 Wang의 발견에 따르면, PRPCR은 건 줄기세포가 건세포로 분화하는 것을 유도할 수 있으나, 진행된 퇴행성 건 질환에서 흔히 발생하는 건세포가 아닌 세포로 분화된 것을 되돌릴 수는 없다(역주 : 건병증에서의 angiofibroblastic change가 발생했을 때 정상 조직으로 역분화는 불가능하다는 의미이다)[16]. 이것은 진행된 퇴행성 건 질환을 치료할 때 PRP가 그다지 효과적이지 않은 이유 중의 하나이다.

PRP는 TSCs의 분화를 촉진함과 더불어 골수 유래, 지방세포 유래 순환 줄기세포의 분화를 촉진하여 건 치유를 촉진한다[14]. 건세포의 증식과 이동을 유발하는 PRP의 농도는 $1x10^6$ 혈소판/μL에 불과하다. 이 농도 이상에서는 증식과 이동이 감소하는 것으로 알려져 있다[17].

37개의 1등급 RCT 연구 논문에 대한 인대와 건 손상을 주제로 한 첫 번째의 체계적인 문헌고찰과 메타분석에서 Chen 등은 PRP가 회전근개 손상, 외측 상과염에 연관된 통증을 의미있게 호전시킬 수 있음을 발견하였다[18]. 1,937명의 환자군에서 수집한 자료를 분석한 고찰에서 funnel plot 에서의 이질성, publication bias의 가능성이 저자들에게서 인식됨에도 불구하고 건과 인대에 대한 PRP 주사는 안전하다고 제안되었다.

Miller 등은 체계적인 문헌고찰과 메타분석에서 증상이 있는 건병증에 PRP를 주사하는 것의 효과는 level 1의 근거가 있음을 보여주었다[13] (표 9.1).

Filardo 등에 의해 시행된 1~4등급 연구들에 대한 체계적인 문헌고찰에 따르면, PRP 주사는 슬개건병증에서 가장 유익하였다. 외측 상과염에서도 PRP는 좋은 결과를 보여주었으나, 전혈에 비해 더 나은 결과를 보여주지는 못했다. 아킬레스건병증에서는 PRP의 적용이 외과적 또는 보존적 치료방법 모두에서 적합하지 않았다. 매우 많은 수의 외과적 RCT들에서 PRP는 유익한 효과가 없는 것으로 나타났다[19].

표 9.1 건병증에서 대조군과 비교하여 PRP의 효과를 보여주는 Forest plot : [13]의 허락을 받고 사용함.

Study Name	SMD	95% CI	p-Value
Behera, 2015	0.391	0.187 0.594	<0.001
De Jonge, 2011	0.460	0.189 0.730	<0.001
Dragoo, 2014	0.493	0.234 0.752	<0.001
Gautam, 2015	0.426	0.172 0.679	0.001
Gosens, 2011	0.448	0.174 0.722	0.001
Kesikburun, 2013	0.499	0.238 0.760	<0.001
Krogh, 2013a	0.475	0.209 0.740	<0.001
Krogh, 2013b	0.500	0.241 0.759	<0.001
Krogh, 2016	0.504	0.247 0.760	<0.001
Lebiedzinsli, 2015	0.467	0.190 0.745	<0.001
Mishra, 2013	0.469	0.189 0.749	0.001
Montalvan, 2016	0.508	0.250 0.765	<0.001
Palacio, 2016a	0.498	0.239 0.758	<0.001
Palacio, 2016b	0.463	0.198 0.729	<0.001
Rha, 2013	0.450	0.186 0.714	<0.001
Shams, 2016	0.477	0.210 0.754	<0.001
Stenhouse, 2013	0.485	0.221 0.748	<0.001
Yadav, 2015	0.424	0.168 0.680	0.001
TOTAL	0.468	0.215 0.722	<0.001

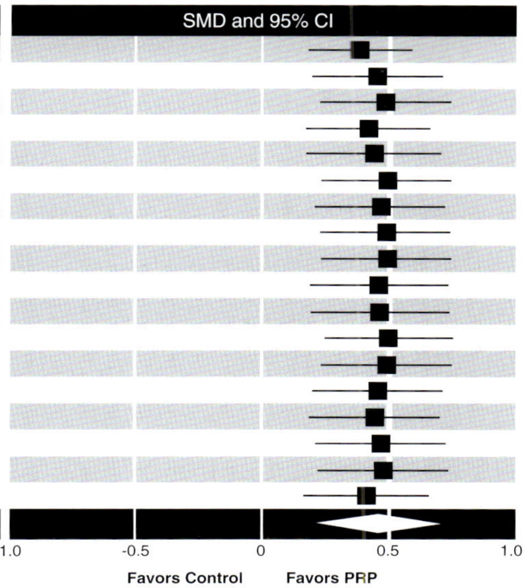

9.3 전방십자인대 병변 Anterior Cruciate Ligament Pathology

Taylor 등의 체계적인 문헌고찰에서 전방십자인대 재건술에서 PRP를 추가하는 것은 큰 도움이 되지 않는다고 보고하였다[20]. 반대로, Vavken 등에 의한 다른 문헌고찰에서는 전방십자인대 재건술에 PRP를 추가하면 이식편의 성숙을 20~30% 정도 촉진할 수 있다고 하였으나 Level 3 연구로 연구의 질이 충분치 않다[21].

전방십자인대 재건술에 PRP를 추가하는 것에 대한 리뷰 논문에서, Luca 등은 수술 중의 PRP 사용이 감염이나 다른 부작용을 유발하지 않으며 안전한 이용이 가능하다고 보고하였다[22]. 몇몇 연구에서 PRP를 사용하여 수술 이환율을 줄일 수 있다고 보고하였다. 전방십자인대 재건 환자에게 PRP를 추가하면 최소한 4~6주 동안 혈관신생의 정도가 증가하고, 수술 후 4~12개월 때의 MRI 영상에서 이식편의 신호가 더욱 균일하게 나타났다.

Di Matteo 등에 의한 다른 체계적인 문헌고찰에서는 PRP가 오랜시간에 걸쳐 이식편의 성숙을 촉진한다고 보고하였다. 또한 2개의 연구결과에서 전방십자인대 부분파열 환자의 70~84%가 PRP 치료를 통해 수술을 하지 않고 이전의 활동 수준으로 복귀할 수 있다고 보고하였다[23].

9.4 회전근개 건병증 Rotator Cuff Tendinopathy

Chen 등은 건과 인대 치유를 목적으로 PRP를 사용하는 것에 대한 편향(bias) 평가를 위해 체계적인 문헌고찰과 메타분석을 시행하였다. 이 연구는 PRISMA 지침을 따랐으며, 1등급의 연구만을 대상으로 하였다. 37개의 문헌을 고찰하였으며, 대부분의 논문이 회전근(38%)과 외측 상과염(39%)에 대한 것이었다. 논문에서는 PRP로 치료받은 환자들이 장기간의 추적관찰에서 통증의 강도가 상당히 감소하였다는 것을 발견하였다[18].

Sham 등은 증상이 있는 회전근개 파열 환자군에 PRP와 스테로이드를 각각 견봉하 주사한 경우를 비교한 전향적인 RCT를 수행하였다. PRP를 사용한 경우 스테로이드를 사용한 경우보다 12주째 통계적으로 유의하게 통증과 기능의 호전을 보여주었지만, 6개월에는 큰 차이를 보여주지 못했다[24].

Miranda 등에 의해 35개의 문헌(10개의 실험실 연구, 17개의 임상 연구, 8개의 메타분석)을 분석한 체계적인 문헌고찰에서는 일반적인 임상에서 회전근개 병증을 치료하는데 PRP를 사용하는 것에 대한 확실한 과학적인 또는 임상적인 근거가 없다고 결론지었다[25].

Saltzman 등은 관절경을 통한 회전근개 재건술을 시행하는 동안 PRP를 사용하여 보다 더 좋은 예후를 보일 수 있는지 여부를 확인하는 체계적인 문헌고찰을 수행하였으며, PRP가 임상 결과를 호전시키거나 재파열의 빈도를 줄이지 못했다고 보고하였다[26].

9.5 슬개건병증 Patellar Tendinopathy

이미 이전 장에서 Filardo 등이 시행한 체계적인 문헌고찰을 살펴보았으며, PRP가 슬개건병증에 가장 유익하다는 점을 확인하였다[19].

Liddle 등은 체계적 문헌고찰에서 난치성 슬개건병증에 PRP를 이용하는 것이 안전하고 효과적인 치료이나, 물리치료에 비해 우위를 보여주지는 못한다고 보고하였다[27]. 이 문헌고찰에 포함된 11개의 연구에서 오직 2개만이 RCT였고, 하나는 전향적 연구, 나머지는 증례보고였다.

Andriolo 등에 의한 다른 체계적인 문헌고찰에서는 장기 추적 관찰 때 더 좋은 결과를 위한 선택지의 하나로 PRP 치료를 여러 번 시행하는 것을 권장하였다. Andriolo 등은 2개의 RCT 연구, 5개의 전향적 증례보고, 2개의 전향적 비교연구를 근거로 이와 같은 가이드라인을 제시하였다[28].

Dupley 등의 RCT에 대한 메타분석에는 6개월 후의 경과관찰에서 체외충격파치료나 건침(dry needling)보다 PRP의 효과가 더 우수하다고 보고하였다[29].

9.6 족저근막염 Plantar Fasciitis

62명의 성인에서 생리식염수와 초음파 유도하 PRP 주사를 비교한 RCT 연구에서 Moneim 등은 PRP 주사가 통증과 기능의 호전에 보다 더 유익하다고 보고하였다[30].

스테로이드와 PRP를 비교한 체계적인 문헌고찰과 메타분석에서는 Singh 등은 PRP를 사용한 군에서 3개월째 통증과 기능 점수가 더 많이 호전되었음을 발견하였다. 총 517명의 환자가 포함된 10개의 연구에서 Cochrane Risk Bias Tool과 NewCastle Ottawa Scale (NOS)을 통해 평가하였으며, VAS와 AOFAS(American Orthopedic Foot and Ankle Score)를 통해 결과를 보고하였다. 3개월째 VAS, AOFAS에서 유의한 차이를 보여주었지만, 6개월째는 큰 차이를 보이지 않았다[31].

9.7 외측 상과염 Lateral Epicondylitis

외측 상과염은 운동선수들에게 발생하는 가장 흔한 건병증 중의 하나로, PRP 치료에 상당히 좋은 결과를 보인다.

Ben Nafa 등의 체계적인 문헌고찰에서는 스테로이드 주사와 PRP를 비교하였을 때, 스테로이드 주사는 단기간 빠른 효과를 보여 주었고, PRP는 장기간 치료 효과를 보여주었다[32].

Arirachakaran 등에 의한 체계적인 문헌고찰과 메타분석에서는 외측 상과염에 스테로이드 주사, 자가혈(AB) 주사, PRP 주사를 비교하였다. 이 고찰에서 발견한 바에 따르면 VAS와 DASH(Disabilities of Arm Shoulder and Hand)는 PRP와 AB 주사 사이에서 유의미한 차이를 보이지 않았다. 그러나 PRP 주사보다는 AB 주사에서 부작용의 가능성이 더 높았다[33].

Darby 등은 외측 상과염을 치료하려는 목적의 각기 다른 주사치료에 대한 체계적인 문헌고찰과 메타분석을 시행하였다[34]. 연구에서는 스테로이드, 자가혈, PRP 주사를 메타분석하여 가장 좋은 임상근거를 제시하는 방법을 찾고자 하였다. 이 연구는 2개의 1등급 연구와 7개의 2등급 연구로 이루어진 9개의 메타분석을 포함하였다. 자격기준에 맞는 환자는 8,656명이었다. 메타분석의 질 평가는 Oxman-Guyatt and Quality of Reporting of

Meta-analyses(QUOROM) 체계를 통해 시행하였으며, 증거 수준을 결정하기 위해서 Jadad Decision Algorithm을 사용하였다. 7개의 메타분석에서 AB와 PRP가 12~26주 동안 통증과 기능의 호전을 보였으나, 4개의 연구에서는 스테로이드가 12주 이내에 통증의 감소와 기능의 호전을 보이는 것으로 나타났다. 그들은 또한 Arirachakaran 메타분석에서 가장 높은 근거수준을 발견하였으며[32], Jadad Algorithm에서 가장 높은 질을 보이는 것으로 평가되었다.

난치성 외측 상과염에서 PRP와 경피적 침술을 조합하여 사용하는 것은 통증의 감소, 근력의 증가, 기능의 호전를 위해 유용한 치료인 것으로 나타났다. 그 연구는 93명의 환자군을 천공술(fenestration) 혹은 경피적 주사 건절술(tenotomy) 두 군으로 나누어 3년 동안 경과를 관찰하여 수행되었다(역주 : fenestration, tenotomy는 초음파 하에서 문제가 되는 힘줄을 치료하는 방법으로 혈행개선 등을 위해 혹은 석회를 제거하기 위해 힘줄에 주사를 주거나 구멍을 뚫어주는 방법이다)[35].

9.8 발목 인대 Ankle Ligaments

외측 발목 염좌는 임상에서 가장 흔하게 접하는 스포츠 손상중의 하나로 발목 병변의 85% 정도를 차지한다.

발목 인대에 PRP를 사용했다는 문헌은 많지 않고, 대다수는 증례보고이며, 1등급 증거를 갖추지 않고 있다[36, 37].

운동선수의 AITFL(antero inferior tibiofibular ligament)에 초음파 유도하 PRP 주사를 시행한 RCT에서 Laver 등은 경기에 복귀하는 시간, 관절 인대결합의 재건, 장기간의 통증 감소에 이득이 있다고 보고하였다[38].

9.9 아킬레스 건병증 Achilles Tendinopathy

아킬레스건은 재생능력이 낮으며, 아킬레스 건병증을 치료하는 것은 어렵다. 약 30%의 달리기 선수들이 아킬레스 건병증을 앓고 있으며, 연간 발생율은 7~9% 사이로 알려져 있다[39]. 그러나, Fahlstrom에 의하면 육상 선수에서는 40~50%의 높은 유병율을 보이고 있다[40].

Liu 등은 5개의 RCT를 메타분석한 결과 만성 아킬레스 건병증에 PRP와 위약을 사용한 뒤 12주, 24주, 1년에 평가한 VISA-A(Victorian Institute of Sports Assessment-Achilles) 점수에서 큰 차이를 보이지 않았으나 PRP를 사용한 군에서 위약을 사용한 군보다 6주에서 더 나은 VAS 점수를 보였으며, 12주에 건 두께가 더 두꺼웠다고 하였다[41].

Zhang 등에 의한 메타분석에서는 만성 아킬레스 건병증에 PRP를 사용한 군과 위약을 사용한 군 비교에서 VISA-A 점수, 건의 두께, 컬러 도플러 활성도에서 차이를 보이지 않았다고 보고하였다[42].

9.10 대전자 통증증후군(GTPS) Greater Trochanteric Pain Syndrome(GTPS)

Ali 등의 체계적인 문헌고찰(1등급, 1등급 연구에 대한 체계적인 문헌고찰)에 의하면 GTPS에 PRP를 주사하면 12개월 동안의 경과관찰에서 유의한 호전을 보이는, 안전하고 효과적인 치료라고 보고하였다[43]. 이 논문에서는 5개의 연구-3개의 RCT, 2개의 증례보고-를 대상으로 하였다. 그러므로 그 이상의 근거를 얻기 위해서는 연구대상의 크기가 큰 고품질의 무작위 연구가 필요하다. HIPPO 연구(The Hip Injections PRP versus Placebo)를 통해 이런 질문에 대한 추가적인 해답을 발견할 수 있기를 기대한다[44].

9.11 무릎 골관절염 Knee Osteoarthritis

운동선수는 무릎 손상의 빈도가 높기 때문에 무릎 골관절염으로 발전할 가능성이 높은 것으로 추측된다. Driban 등에 의한 체계적인 문헌고찰에 의하면 무릎 골관절염의 발생 빈도는 대조군에서 7.3%, 운동선수에서는 약 7.7%였다. 다양한 스포츠 중에서 축구 선수에서의 발생 빈도가 가장 높았고, 그 다음으로 엘리트 장거리 달리기 선수, 역도 경기 선수, 레슬링 선수 순서로 발생 빈도가 높았다[45]. Erik 등은 외상 이후 무릎 골관절염의 발생 빈도가 4-6배 증가한다는 사실을 발견하였다[46]. 이런 체계적인 문헌분석과 메타분석을 통한 발견은 약 100만명 정도의 환자를 대상으로 한 53개의 연구를 기반으로 한 것이다. 논문에서 ACL 손상 이후 무릎 골관절염의 발생빈도는 건측에 비해 4배 증가하였으며, 반월판 연골 손상 또는 반월판 연골과 ACL의 복합 손상 이후에는 6배 증가하였다.

Southworth 등의 문헌고찰에 따르면 PRP는 증상이 있는 무릎 골관절염을 치료하는데 효과적인 것으로 나타났다[47].

체계적인 문헌고찰과 메타분석에서 이용할 수 있는 논문이 많지 않다.

Moen 등이 10개의 연구를 분석한 체계적인 문헌분석과 메타분석에 따르면 관절 내 PRP 치료는 대조군에 비해 통증을 줄이는데 보다 더 효과적이었으나, 그에 대한 근거는 제한적이었다. 그러나, 통증을 줄이기 위해 히알루론산을 주사할 때와 PRP 주사를 비교하면 중등도의 근거를 가지게 된다. 이런 두 가지의 관찰은 편향의 가능성이 높았었다. PRP는 유의하게 기능을 회복시켰으나 그 근거 수준은 중등도로 제한되었다[48]. 문헌분석에 1,660명의 참여자를 포함하는 7개의 연구를 추가하여, PRP가 통증을 줄이고 기능을 호전시키는데 위약이나 히알루론산 보다 더 효과적임을 보여 주는 중등도의 근거가 있음을 발견하였다[49].

1314명의 참여자를 포함하는 15개의 RCT를 메타분석한 Yanhong Han 등은 PRP 주사와 히알루론산 주사를 비교하였으며, PRP가 히알루론산에 비해 12개월 째에 통증의 감소와 기능의 호전에 보다 더 효과적이라는 사실을 발견하였다. 그러나 그들은 주사의 적정 용량, 간격, 빈도를 제시하지는 못하였다[49].

811명의 참여자를 포함하는 18개의 1등급 RCT에 대해 체계적인 문헌분석과 메타분석을 시행한 Belk 등은 PRP가 히알루론산에 비해 WOMAC(Western Ontario and McMaster University Osteoarthritis Index) scores, VAS, IKDC(International Knee Documentation Committee) 결과를 더 많이 호전시켰다는 사실을 발견하였다. 그들은 백혈구 희소 PRP가 백혈구 풍부 PRP에 비해 유의하게 더 좋은 IKDC 점수와 관련이 있다는 점도 발견하였다[51].

지금까지 결과를 발표하지 않은 임상 실험들이 진행중이다. 이들 중 하나는 RESTORE 실험이다. 그 실험은 3주간 PRP 주사를 위약과 비교하는 무작위 위약 조절 실험이다. 그 실험은 288명의 참여자를 모집하여 12개월 후 통증과 MRI상 내측 경골의 연골 부피를 평가하는 것으로 고안되었다[52].

Shen 등은 1423명의 피험자를 포함한 14개의 RCT에 대한 체계적인 문헌고찰과 메타분석을 시행하였으며, 그 결과 무릎 골관절염 환자에서 관절내 PRP 주사가 위약에 비해 보다 효과적이라고 보고하였다. 위험도 평가에서는 4개의 연구에서 중등도 위험, 10개의 연구에서 편향의 위험성이 높았다. 중요한 것은 PRP 주사가 부작용의 위험을 증가시키지 않았다는 점이다[53].

9.12 PRP 제조의 효율에 영향을 주는 변수들
Variables Affecting the Efficacy of PRP Preparations

각기 다른 임상 조건에서 통증의 경과 및 기능의 향상이 다양하게 나타난다. 이것에는 사용된 장비와 원심분리 기법 방법에 따라서 각각 다른 농도와 세포성분이 얻어질 수 있기 때문이다. 여기에 더해서, Kuffler[54]는 PRP 제조의 효율에 영향을 줄 수 있는 많은 인자들에 대해 규명하였다.

다음은 PRP 치료 효율의 다양성에 영향을 줄 수 있는 변수들이다. :

- 혈압 : 혈압이 높아지면 혈소판 내 인자들이 혈장으로 방출되고, 혈소판수가 감소한다. 그러므로 PRP 치료를 시작하기 전에 혈압을 낮추는 것을 권장한다.
- 정신적, 육체적 스트레스 : 혈소판 내 인자들을 방출하게 만든다. 스트레스는 혈액 내 호르몬 수준을 높여서 혈소판 기능에 간섭을 유발할 수 있다. 원칙적으로는 치료기간 동안 정신적 육체적 스트레스를 줄이는 것이 PRP 치료를 위해 유용하다.
- 식사 : 포화 지방, 당 또는 단순 탄수화물 식이는 혈소판의 응집을 유발한다. 카페인, 케르세틴, 안토시아닌류, 이소플라본류는 혈소판 활성화를 줄일 수 있다.
- 알코올과 흡연 : 알코올 섭취는 혈소판 활성화와 응집을 줄이고, 혈소판의 트롬빈과 콜라겐에 대한 반응을 감소시킨다. (하루 세 개피의) 제한된 흡연은 혈소판 응집을 증가시키는 것으로 나타났다.
- 약물 : 선택적 세로토닌 재흡수 억제제(SSRI), 비스테로이드성 항염증 약물(NSAID), 항히스타민, 항생제, 삼환계 항우울제와 같은 약물의 섭취는 정상 혈소판 기능과 혈소판 인자의 함량을 억제하고 혈소판의 응집능력을 감소하게 만드는 것으로 나타났다. 퀴니딘은 혈소판 수를 줄이는 것으로 나타났다.
- PRP 제조 기법과 관련이 있는 인자들
  - 백혈구 수
  - 당 함량
  - 혈소판 활성화 방법
- PRP의 사용과 관련이 있는 인자들
  - 주사 방법
  - 국소 마취제
  - 주사 타이밍
  - 주사 횟수

핵심 요약 Key points

- 근육 손상에 대한 PRP의 유용성은 아직 증명되지 않았다.
- PRP 혈전 분비(PRPCR)는 건 줄기세포의 분화를 촉진할 수 있다.
- 건과 인대 병증에 PRP를 사용하는 것은 안전하고 효과적이다.
- 전방십자인대 재건술에 PRP를 사용하는 것은 추가적인 이점을 제공하지는 않았으나, 혈관신생과 이식편 성숙을 증가시키고, 수술 후 후유증을 감소시키는 것으로 나타났다.
- 회전근개 파열에 PRP를 사용하면 통증과 기능을 줄이는 것으로 나타났다. 그러나 메타분석에서는 그 효율에 대해 논란이 있다.
- 슬개건병증은 PRP에 보다 잘 반응하는 것으로 나타났으나, 난치성 건병증에 대해서는 물리치료보다 우위성을 보이지 않았다. 건식 침술과 체외충격파에 비해서는 PRP가 보다 나은 효과를 보였다.
- 족저근막염에 PRP를 사용한 경우 3개월 동안 통증과 기능에 효과가 있었으나, 6개월 동안 지속되지는 않았다.
- 외측 상과염에 PRP를 사용한 경우 스테로이드를 사용한 것보다 장기간 효과를 보이는 것으로 나타났다. 자가혈을 사용한 것에 비해서는 부작용이 적은 것을 제외하면 PRP와 자가혈이 별다른 차이를 보이지는 않았다.
- 난치성 외측 상과염에서 PRP와 경피적 침술을 병합한 경우 치료에 효과적이었다.
- 발목 손상에서 PRP를 사용한 참고할 만한 연구는 적었으나, 한 개의 체계적인 문헌고찰에서 AITFL 손상에 PRP의 사용이 효과적이라는 점을 발견하였다.
- 아킬레스건병증에 PRP의 사용이 다른 치료방법보다 더 우위에 있다는 점은 발견할 수 없었으며, PRP의 사용이 건의 두께에 미치는 영향도 논란의 여지가 있다.
- 대전자 통증 증후군에 PRP를 사용하는 것이 효과적이라는 한 편의 체계적인 문헌고찰이 있었으나, 추가적인 증거가 필요하다.
- 통증을 줄이고 기능을 회복하는데 히알루론산 주사보다 PRP의 사용이 더 효과적이었다.
- 스트레스, 식사, 알코올, 흡연, 투약, 제조와 주사방법이 PRP 주사의 효과를 결정하는데 기여하는 인자이다.

참고문헌

1. Ekstrand J, Healy JC, Walden M, Lee JC, English B, Hagglund M. Hamstring muscle injuries in professional football: the correlation of MRI findings with return to play. Br J Sports Med. 2012 Feb;46(2):112–7.
2. Brooks JHM, Fuller CW, Kemp SPT, Reddin DB. Incidence, risk, and prevention of hamstring muscle injuries in professional Rugby union. Am J Sports Med. 2006 Aug 1;34(8):1297–306.
3. Ahmad CS, Redler LH, Ciccotti MG, Maffulli N, Longo UG, Bradley J. Evaluation and Management of Hamstring Injuries. Am J Sports Med. 2013 Dec;41(12):2933–47.
4. Bleakley CM. PRICE needs updating, should we call the POLICE? South African J Sports Med. 2016 Jan;22:25(1).
5. Shariff A, Hamid M, Yusof A, Razif Mohamed Ali M. Platelet-rich plasma (PRP) for acute muscle injury: a systematic review. PLoS One. 2014 Jan 1;9(2):e90538.
6. Grassi A, Napoli F, Romandini I, Samuelsson K, Zaffagnini S, Candrian C, et al. Is platelet-rich plasma (PRP) effective in the treatment of acute muscle injuries? A systematic review and meta-analysis. Sports Med. 2018 Apr;48(4):971–89.
7. Reurink G, Goudswaard GJ, Moen MH, Weir A, Verhaar JAN, Bierma-Zeinstra SMA, et al. Rationale, secondary outcome scores and 1-year follow-up of a randomised trial of platelet-rich plasma injections in acute hamstring muscle injury: the Dutch hamstring injection therapy study. Br J Sports Med. 2015;49(18):1206–12.
8. Sheth U, Dwyer T, Smith I, Wasserstein D, Theodoropoulos J, Takhar S, et al. Does platelet-rich plasma lead to earlier return to sport when compared with conservative treatment in acute muscle injuries? A systematic review and meta-analysis. Arthroscopy. 2018;34(1):281–8. e1
9. Setayesh K, Villarreal A, Gottschalk A, Tokish J, Choate W. Treatment of muscle injuries with platelet-rich plasma: a review of the literature. Curr Rev Musculoskelet Med. 2018 Dec;11(4):635–42.
10. Mosca M, Rodeo S. Platelet-rich plasma for muscle injuries: game over or time out? Curr Rev Musculoskelet Med. 2015 Jun;8(2):145–53.
11. James R, Kesturu G, Balian G, Chhabra AB. Tendon: biology, biomechanics, repair, growth factors, and evolving treatment options. J Hand Surg. 2008;33(1):102–12.
12. Ackermann PW, Renstrom P. Tendinopathy in sport. Sports Health. 2012 May;4(3):193–201.
13. Miller LE, Parrish WR, Roides B, Bhattacharyya S. Efficacy of platelet-rich plasma injections for symptomatic tendinopathy: systematic review and meta-analysis of randomised injection-controlled trials. BMJ Open Sport Exerc Med. 2017 Nov;3(1):e000237.
14. Zhang J. Wang JH-. Platelet-rich plasma Releasate promotes differentiation of tendon stem cells into active Tenocytes. Am J Sports Med. 2010 Dec;38(12):2477–86.
15. Zhou Y, Wang JH-C. PRP treatment efficacy for Tendinopathy: a review of basic science studies. Biomed Res Int. 2016 Jan 1;2016:9103792–8.
16. Zhang J, Wang JH. PRP treatment effects on degenerative tendinopathy - an in vitro model study. Muscles, Ligaments And Tendons Journal. 2014 Jan;4(1):10.
17. Giusti I, D'Ascenzo S, Manco A, Di Stefano G, Di Francesco M, Rughetti A, et al. Platelet

concentration in platelet-rich plasma affects Tenocyte behavior in vitro. Biomed Res Int. 2014;2014:630870.
18. Chen X, Jones IA, Park C, Vangsness CT. The efficacy of platelet-rich plasma on tendon and ligament healing: a systematic review and meta-analysis with bias assessment. Am J Sports Med. 2018 Jul;46(8):2020–32.
19. Filardo G, Di Matteo B, Kon E, Merli G, Marcacci M. Platelet-rich plasma in tendonrelated disorders: results and indications. Knee Surg Sports Traumatol Arthrosc. 2018 Jul;26(7):1984–99.
20. Taylor D, Petrera M, Hendry M, Theodoropoulos J. A systematic review of the use of platelet-rich plasma in sports medicine as a new treatment for tendon and ligament injuries. Clin J Sport Med. 2011 Jul;21(4):344–52.
21. Vavken P, Sadoghi P, Murray MM. The effect of platelet concentrates on graft maturation and graft-bone interface healing in ACL reconstruction in human patients: a systematic review of controlled trials. Arthroscopy. 2011 Nov;27(11):1573–83.
22. Andriolo L, Di Matteo B, Kon E, Filardo G, Venieri G, Marcacci M. PRP augmentation for ACL reconstruction. Biomed Res Int. 2015 Jan 1;2015:371746–15.
23. Di Matteo B, Loibl M, Andriolo L, Filardo G, Zellner J, Koch M, et al. Biologic agents for anterior cruciate ligament healing: a systematic review. World J Orthop. 2016 Sep 18;7(9):592–603.
24. Shams A, El-Sayed M, Gamal O, Ewes W. Subacromial injection of autologous platelet-rich plasma versus corticosteroid for the treatment of symptomatic partial rotator cuff tears. Eur J Orthop Surg Traumatol. 2016 Dec;26(8):837–42.
25. Miranda I, Sanchez-Alepuz E, Lucas FJ, Carratala V, Gonzalez-Jofre CA. Use of platelet-rich plasma in the treatment of rotator cuff pathology. What has been scientifically proven? Rev Esp Cir Ortop Traumatol. 2017 Jul;61(4):249–58.
26. Saltzman BM, Jain A, Campbell KA, Mascarenhas R, Romeo AA, Verma NN, Cole BJ. Does the use of platelet-rich plasma at the time of surgery improve clinical outcomes in arthroscopic rotator cuff repair when compared with control cohorts? A systematic review of meta-analyses. Arthroscopy. 2015;32(5):906–18.
27. Liddle AD, Carlos R-ME. Platelet-rich plasma in the treatment of patellar Tendinopathy: a systematic review. Am J Sports Med. 2015 Oct;43(10):2583–90.
28. Andriolo L, Altamura SA, Reale D, Candrian C, Zaffagnini S, Filardo G. Nonsurgical treatments of patellar Tendinopathy: multiple injections of platelet-rich plasma are a suitable option: a systematic review and meta-analysis. Am J Sports Med. 2019 Mar;47(4):1001–18.
29. Dupley L, Charalambous CP. Platelet-rich plasma injections as a treatment for refractory patellar Tendinosis: a meta-analysis of randomised trials. Knee Surg Related Res. 2017 Sep 1;29(3):165–71.
30. Moneim Deghady AA, Abdel Hamid MM, Hussein Helal AM, El-Sherif SM, Latief A, Al Sayed H. Platelet-rich plasma in treatment of plantar fasciitis: randomized double-blinded placebo controlled study. J Appl Clin Pathol. 2019;2(1):1.
31. Singh P, Madanipour S, Bhamra JS, Gill I. A systematic review and meta-analysis of platelet-rich plasma versus corticosteroid injections for plantar fasciopathy. Int Orthop. 2017 Jun;41(6):1169–81.
32. Ben-Nafa W, Munro W. The effect of corticosteroid versus platelet-rich plasma injection therapies for the management of lateral epicondylitis: a systematic review. SICOT-J. 2018;4:11.

33. Arirachakaran A, Sukthuayat A, Sisayanarane T, Laoratanavoraphong S, Kanchanatawan W, Kongtharvonskul J. Platelet-rich plasma versus autologous blood versus steroid injection in lateral epicondylitis: systematic review and network meta-analysis. J Orthop Traumatol. 2016 Jun;17(2):101–12.
34. Houck DA, Kraeutler MJ, Thornton LB, McCarty EC, Bravman JT. Treatment of lateral Epicondylitis with autologous blood, platelet-rich plasma, or corticosteroid injections: a systematic review of overlapping meta-analyses. Orthop J Sports Med. 2019 Mar;7(3):2325967119831052.
35. Gaspar MP, Motto MA, Lewis S, Jacoby SM, Culp RW, Lee Osterman A, et al. Platelet-rich plasma injection with percutaneous needling for recalcitrant lateral Epicondylitis: comparison of Tenotomy and fenestration techniques. Orthop J Sports Med. 2017 Dec 1;5(12):2325967117742077.
36. Samra D, Hiller C, Sman A, Rae K, Linklater J, Refshauge K. Effectiveness of a single platelet rich plasma (PRP) injection to promote recovery in rugby players with ankle syndesmosis injury. J Sci Med Sport. 2016;19:e50.
37. Lai MWW, Sit RWS. Healing of complete tear of the anterior Talofibular ligament and early ankle stabilization after autologous platelet rich plasma: a case report and literature review. The Archives of Bone & Joint Surgery. 2018 Mar 1;6(2):146–9.
38. Laver L, Carmont M, McConkey M, Palmanovich E, Yaacobi E, Mann G, et al. Plasma rich in growth factors (PRGF) as a treatment for high ankle sprain in elite athletes: a randomized control trial. Knee Surg Sports Traumatol Arthrosc. 2015 Nov;23(11):3383–92.
39. Wiklander JLJ. Injuries in runners. Am J Sports Med. 1987 Mar 1;15(2):168–71.
40. Fahlstrom M, Jonsson P, Lorentzon R, Alfredson H. Chronic Achilles tendon pain treated with eccentric calf-muscle training. Knee Surg Sports Traumatol Arthrosc. 2003 Sep;11(5):327–33.
41. Liu C, Yu K, Bai J, Tian D, Liu G. Platelet-rich plasma injection for the treatment of chronic Achilles tendinopathy: a meta-analysis. Medicine. 2019 Apr;98(16):e15278.
42. Zhang Y, Xu S, Gu P, Du J, Cai Y, Zhang C, et al. Is platelet-rich plasma injection effective for chronic Achilles Tendinopathy? A meta-analysis. Clin Orthop Relat Res. 2018 Aug;476(8):1633–41. 9 Clinical Applications of Platelet Rich Plasma in Sports
43. Ali M, Oderuth E, Atchia I, Malviya A. The use of platelet-rich plasma in the treatment of greater trochanteric pain syndrome: a systematic literature review. J Hip Preservation Surg. 2018 Aug;5(3):209–19.
44. Oderuth E, Ali M, Atchia I, Malviya A. A double blind randomised control trial investigating the efficacy of platelet rich plasma versus placebo for the treatment of greater trochanteric pain syndrome (the HIPPO trial): a protocol for a randomised clinical trial. Trials. 2018 Sep 21;19(1):517.
45. Driban JB, Hootman JM, Sitler MR, Harris K, Cattano NM. Is participation in certain sports associated with knee osteoarthritis? A systematic review. J Athl Train. 2017 Jun 1;52(6):497–506.
46. Poulsen E, Goncalves GH, Bricca A, Roos EM, Thorlund JB, Juhl CB. Knee osteoarthritis risk is increased 4-6 fold after knee injury – a systematic review and meta-analysis. Br J Sports Med. 2019;53:bjsports-100022.
47. Southworth TM, Naveen NB, Tauro TM, Leong NL, Cole BJ. The use of platelet-rich plasma in symptomatic knee osteoarthritis. J Knee Surg. 2019 Jan;32(1):37.

48. Laudy ABM, Bakker EWP, Rekers M, Moen MH. Efficacy of platelet-rich plasma injections in osteoarthritis of the knee: a systematic review and meta-analysis. Br J Sports Med. 2015 May;49(10):657–72.
49. Moen M, Weir A, Bakker E, Rekers M, Laudy G. Efficacy of platelet-rich plasma injections in osteoarthritis of the knee: an updated systematic review and meta-analysis. Osteoarthr Cartil. 2016;24:S520–1.
50. Han Y, Huang H, Pan J, Lin J, Zeng L, Liang G, et al. Meta-analysis comparing platelet-rich plasma vs hyaluronic acid injection in patients with knee osteoarthritis. Pain Med. 2019 Mar 7;20(7):1418–29.
51. Belk JW, Kraeutler MJ, Houck DA, Goodrich JA, Dragoo JL, McCarty EC. Platelet-rich plasma versus hyaluronic acid for knee osteoarthritis: a systematic review and meta-analysis of randomized controlled trials. Am J Sports Med. 2020 Apr 17:36354652090939–363546520909397.
52. Paterson KL, Hunter DJ, Metcalf BR, Eyles J, Duong V, Kazsa J, et al. Efficacy of intra-articular injections of platelet-rich plasma as a symptom- and disease-modifying treatment for knee osteoarthritis - the RESTORE trial protocol. BMC Musculoskelet Disord. 2018 Jul 28;19(1):272.
53. Shen L, Yuan T, Chen S, Xie X, Zhang C. The temporal effect of platelet-rich plasma on pain and physical function in the treatment of knee osteoarthritis: systematic review and meta-analysis of randomized controlled trials. J Orthop Surg Res. 2017;12:–16.
54. Kuffler DP. Variables affecting the potential efficacy of PRP in providing chronic pain relief. J Pain Res. 2018 Dec 1;12:109–16.

PRP 주사의 설정 10

Settings for PRP Injections

이 장에서는 PRP 주사를 준비하는 과정에 대해 단계적으로 설명한다. 개방형 시스템과 폐쇄형 시스템을 위해 필요한 설정과 장비 및 차이에 대해서도 언급한다.

10.1 장비 Equipment

PRP의 제조를 위해서는 두 가지 주된 기법을 사용한다[1].
개방형 기법과 폐쇄형 기법(반폐쇄형과 폐쇄형)

개방형 기법

이 기법의 주된 단점은 피펫과 채집용 튜브를 포함한 작업공간의 환경에 혈장이 노출된다는 점이다. PRP 결과물이 미생물에 오염되지 않도록 하기가 매우 어렵다. 이 처리 방법의 주된 장점은 저렴하다는 점이다.

폐쇄형 기법

혈액채취 튜브 키트 및 원심분리기와 같은 상업용 장비를 사용하는 것을 포함한다. 이 방법의 장점은 PRP가 주위 환경에 노출되지 않는다는 점이다. 장비의 가격이 이 방법의 주된 단점이다.
다수의 의료장비들이 다음의 유형 중 한 가지에 속하는 폐쇄형 시스템을 사용한다.

1. 혈액이 항응고제가 들어있는 채집용 튜브에 모이고, 채혈 이후 그 튜브를 곧바로 원심분리에 사용할 수 있다.

2. 항응고제가 들어있는 튜브가 포함된 의료장비에 채혈한다. 원심분리는 어떤 형태의 원심분리기에서건 시행할 수 있다.
3. 이전에 항응고제를 넣어놓은 주사기가 들어있는 의료장비에 채혈한다. 혈액은 제조사가 제공한 원심분리기에 사용할 수 있는 다른 장비로 옮겨진다.

표 10.1 개방형과 폐쇄형 PRP 시스템. [2]의 허락을 받고 사용함

혈소판 농축액 등급	시스템 개방형/반폐쇄형/폐쇄형	장비 명칭
L-PRP	폐쇄형	Haemonetics MCS+ 9000 cell separator: 995
	폐쇄형	Magellan autologous platelet separator system
	폐쇄형	MyCells
	폐쇄형	RegenPRP
	반폐쇄형	Dr. Shin's system THROMBO KIT
	반폐쇄형	GenesisCS component concentrating system
	반폐쇄형	GLO PRP
	반폐쇄형	GPS III platelet concentrate system
	반폐쇄형	KYOCERA medical PRP kit
	반폐쇄형	Prosys PRS(PRP) bio kit
	반폐쇄형	SmartPReP system
	개방형	JP200
	개방형	Plateltex
P-PRP	폐쇄형	COBE spectra LRS turbo(백혈구 감소 세트와 함께)
	폐쇄형	Vivostat PRF
	반폐쇄형	Arthrex ACP
	반폐쇄형	SELPHYL
	개방형	PRGF-Endoret

L-PRP 백혈구 혈소판 풍부 혈장, P-PRP 순수 혈소판 풍부 혈장

PRP 제조방법은 사용된 기기 제조사의 지침에 따라 달라진다.

다음은 PRP 제조에 사용되는 개방형과 폐쇄형 시스템들의 예이다(표 10.1).

다음의 그림은 PRP를 채집하고 처리하는 과정을 보여주는 그림들이다.

중요한 장비는 PRP 키트와 원심분리기인데, 보통 제조사의 키트와 함께 제공된다.

10.2 PRP 원심분리 PRP Centrifuge

시중에는 각기 다른 형태의 원심분리기가 있으며, 위에서 언급했던 것처럼 한 단계와 두 단계의 원심분리 과정을 거친다. 여기에 한 단계 원심분리와 폐쇄형 시스템이 있다(그림 10.1).

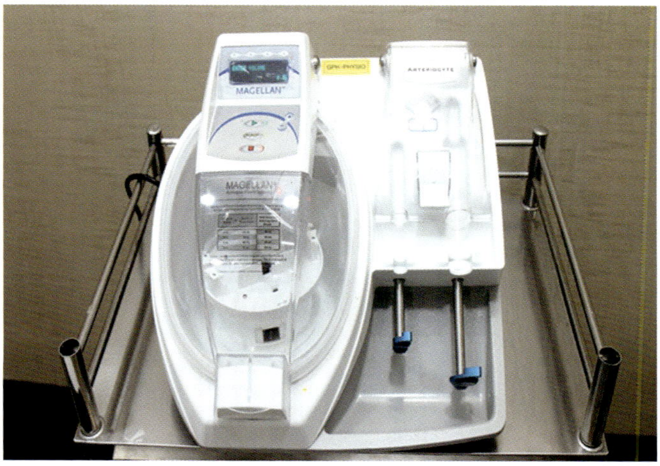

그림 10.1 PRP 원심분리기

10.3 PRP 키트(그림 10.2) PRP Kit

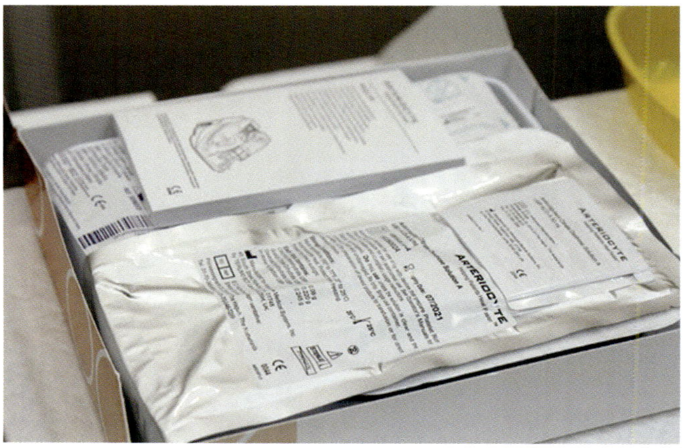

그림 10.2 PRP 키트

10.4 그 밖에 Miscellaneous

키트와 원심분리기 이외에도 다음의 것들이 제조를 위해 필요하다(그림 10.3, 10.4)

- 멸균 가운
- 멸균 장갑
- 멸균 초음파 겔
- 국소마취제
- 피부 표시 펜
- 주사기와 바늘
- 초음파 주사장비

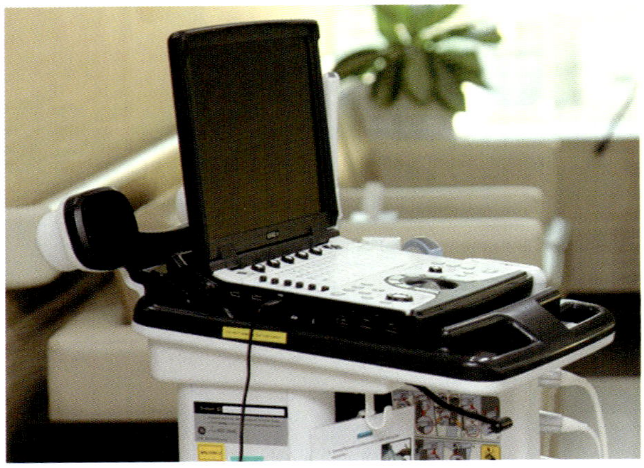

그림 10.3 **초음파 주사장비**

그림 10.4 **소독 용액, 장갑, 바늘**

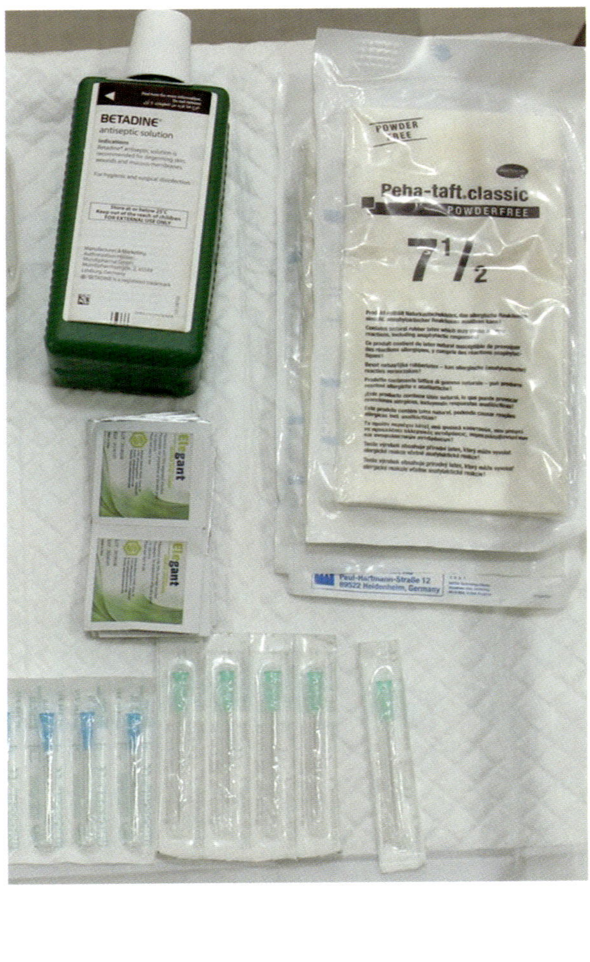

10.5 채취를 위한 단계 Steps in Collection

환자는 의자나 침대에 자리를 잡고 모든 과정에 대해 설명을 듣는다. 그렇게 함으로써 환자는 편안하고 협조적으로 된다. 혈관 영역(보통 전완정맥)을 이소프로필 알코올로 소독하고 지혈대를 묶는다. 키트를 개봉하고 나비모양 캐뉼러를 삽입하여 혈액이 튜브에 보이기 시작하면(키트의 구성에 따라) 진공 채혈관이나 주사기를 연결한다. 필요한 양만큼 채혈되면 지혈대를 풀고 천자했던 영역을 접착성 반창고로 밀봉한다. 튜브를 원심분리기로 옮기거나 기기의 주사기에 연결하고 권장되는 시간동안 돌린다. 이 과정은 키트와 원심분리기에 따라 다르다. 기기의 평형을 반드시 확인해야 한다(그림 10.5, 10.6, 10.7, 10.8, 10.9).

원심분리가 끝나면 PRP를 주사에 사용할 수 있다.

핵심 요약 Key points

- PRP 제조를 위해 개방형과 폐쇄형 시스템을 사용할 수 있다.
- 오염의 가능성 측면에서 폐쇄형 시스템이 더 좋은 것으로 간주한다.
- 주사는 무균 상태에서 진행되어야 하며, 영상 유도 하에서 시행하는 것이 선호된다.

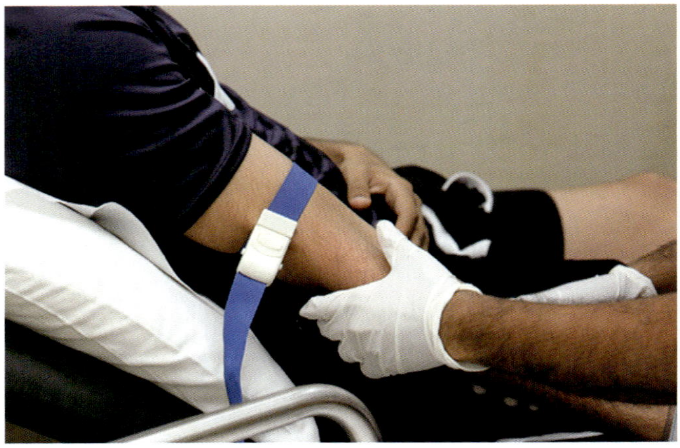

그림 10.5 정맥천자 전 : 지혈대를 사용하고, 채혈을 위해 전완정맥 영역을 소독한다.

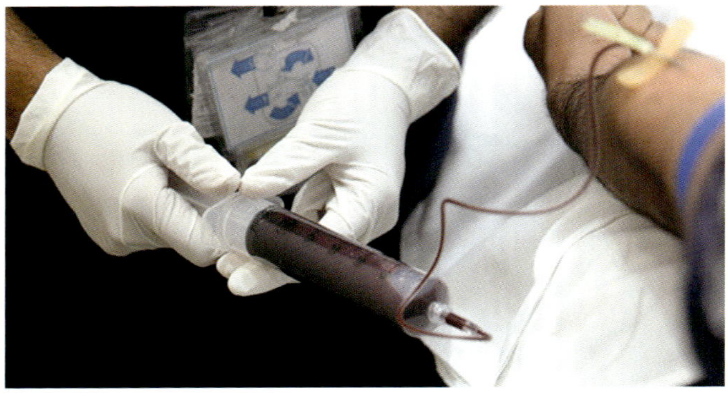

그림 10.6 주사기에 채혈한다.

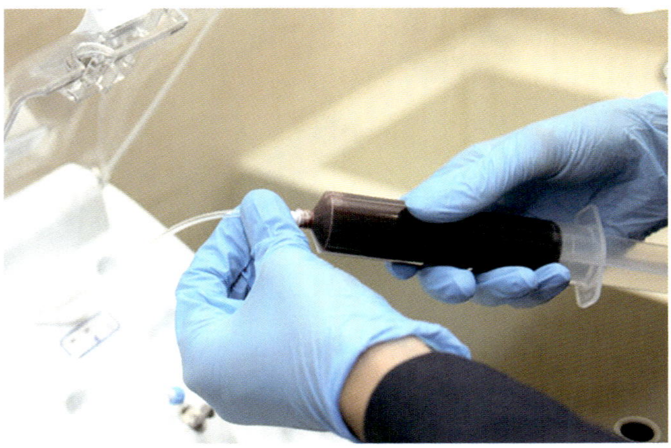

그림 10.7 주사기를 원심분리기에 연결한다.

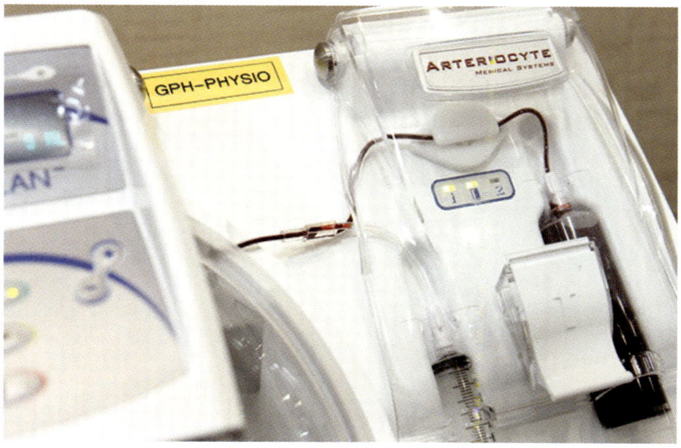

그림 10.8 원심분리를 하면서 비어있는 주사기에 PRP를 모은다.

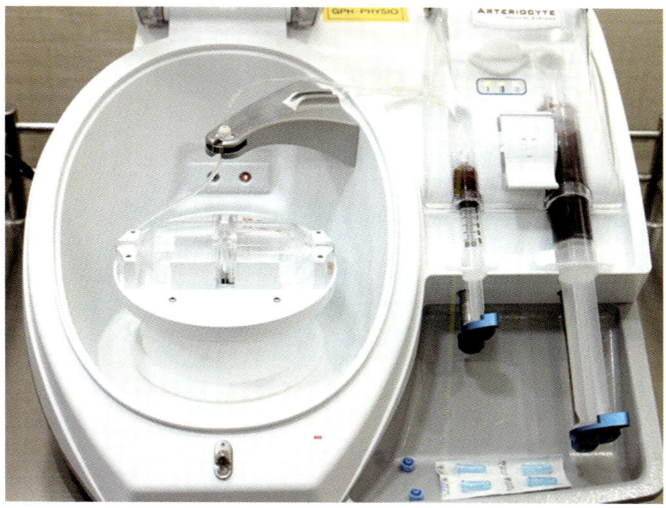

그림 10.9 주사용 주사기에 PRP를 채집한다.

참고문헌

1. Alves R, Grimalt R. A review of platelet-rich plasma: history, biology, mechanism of action, and classification. Skin Appendage Disord. 2018 Jan;4(1):18–24.
2. Pavlovic V, Ciric M, Jovanovic V, Stojanovic P. Platelet rich plasma: a short overview of certain bioactive components. Open Med. 2016 Jan 1;11(1):242–7.

줄기세포 Stem Cells 11

이 장에서는 줄기세포(stem cells)의 정의와 발달 과정에 대한 간략한 역사를 저명한 과학자들의 이름과 업적을 중심으로 정리하였다. 이를 통해 왜 줄기세포가 과학자들의 관심을 끌었고, 어떻게 만성적인 근골격계 질환 치료의 패러다임을 바꿀 수 있었는지를 이해할 수 있다. 줄기세포의 다양한 종류와 기원, 각각의 특징들과 잠재력에 대하여 자세히 다루었다. 뿐만 아니라 배아줄기세포(embryonic stem cells)의 한계와 위험성까지 경시하였다. 특히, 스포츠 의학에서 줄기세포 치료의 장점과 다른 치료법들에 비하여 우위인 부분들에 집중하여 다루었다. 줄기세포의 작용 기전과 세포와 환경 사이 상호작용의 복잡성 까지도 논의하였으며, 줄기세포의 기능과 관련된 여러 가지 이론들을 소개하려고 한다.

11.1 정의 Definition

줄기세포는 분열(divide)이 가능하고, 다른 종류의 세포들로 분화(differentiate) 가능한 미분화 세포이다. 이는 줄기세포가 심장, 뼈, 혈액 세포 등의 특징적인 세포로 분화될 수 있다는 의미이다. 분열(자기 재생)과 분화(특정 세포로의 분화)를 통해 인체의 손상된 세포를 대체하고, 부분 혹은 전체적으로 소실된 기능을 되살릴 수 있다는 희망을 보여준다. 이러한 가정을 통해 지난 30년간 가장 매력적인 의학 분야 중의 하나인 재생의학에 줄기세포를 적용시키게 만들었다.

11.2 줄기세포의 역사 History of Stem Cells

줄기세포의 긴 역사는 매력과 논란으로 가득 채워져 있다. 이러한 역사 속에서 줄기세포를 연구하여 재생 의학의 발전에 크게 기여한 과학자들이 많이 있지만 재생의학의 근현대사에서 몇 가지 중요한 발견들에 집중하고자 한다.

가장 중요한 발견 중의 하나는 Ernest McCulloch와 James Till이 발표한 쥐의 조혈모세포(Hematopoietic stem cells: HSC)에 대한 것이다[1]. 이 발견은 다양한 혈액학적 장애를 치료할 수 있는 길을 열어주었다.

1981년 노벨상 수상자인 Martin Evans와 Matt Kauffman은 쥐의 포배(blastocyst)에서 배아줄기세포(embryonic stem cells : ES)를 발견하고 이를 분리 및 배양하는데 성공하였다[2].

James Thomson 연구진은 이와 유사한 발견을 사람에게서 성공했다[3]. 하지만 사람의 배아줄기세포를 이용한 연구는 배아를 최소 조작하거나 파괴시켜야하고, 암이나 면역학적 문제 및 심각한 심장 질환 등을 유발할 수 있는 위험이 있어 비윤리적이고 불법적인 연구방법으로 간주되었기 때문에[4], 과학자들은 배아가 아닌 중간엽기원(mesenchymal origin)의 성체 줄기세포 연구에 집중하게 되었다.

1970년 Friedenstein 연구진은 골수(bone marrow)에서 결합조직으로 분화가 가능한 세포를 발견하였다[5]. 이로 인해 현재의 임상에서 골수가 성체 줄기세포를 활용하는 중요한 공급원이 되었다. 성인에서의 중간엽기원 줄기세포에 대한 정의를 내리는데 최소한의 기준은 1960년에 Potten과 Loffler에 의해 처음 제시되었다[6].

대부분 현재 이뤄지는 성체 줄기세포를 이용한 연구와 임상시험은 모두 피험자의 인체(자가세포 : autologous cells)에서 추출되어 진행되는데, 이는 이렇게 얻어진 세포가 가장 안전하다고 생각되기 때문이다. 하지만, 성체 줄기세포는 분화능이 적고, 주로 중배엽성 기원(mesodermal origin) 세포의 재생에만 적용될 수 있다.

2006년 일본의 과학자인 Takahashi와 Yamanaka는, [배아줄기세포의 4가지 유전자, 소위 "재프로그래밍 인자(reprogramming factors)"를 통해] 성체 줄기세포에서 역분화시킨, 분화능이 뛰어난 줄기세포인 역분화 줄기세포(induced pluripotent stem cells: iPSc)를 만들어내는데 성공하였다[7]. 이 역분화 줄기세포는 배아줄기세포와 유사한 특징들을 지니고 있다. 레트로바이러스(retrovirus)를 이용하여 Yamanaka factors라고 명명한 Oct 4, SOX2, cMyc, 그리고 Klf 4의 4개 중요한 전사 인자를 쥐의 섬유아세포(fibroblast cells)에 전달하였다. 이 역분화 줄기세포는 줄기세포의 활용 영역을 넓히는데 지대한 공헌을 하였으나 배아줄기세포에서 직면했던 문제인 기형유발, 면역학적 상호작용, 유전자의 불안정성 등의 문제에서 자유롭지 못하다[4, 8].

11.3 줄기세포의 주요 특징 The Main Features of Stem Cells

줄기세포가 여러 가지 다른 기원을 갖고 있듯이 분화능 또한 각자 다르게 나타난다. 각 줄기세포의 분화능에 따라 전능(totipotent), 단능(unipotent), 소능(oligopotent), 만능(pluripotent), 다능(multipotent) 등으로 구분된다.

Totipotent 세포는 수정란에서 유래하며 모든 유형의 세포로 분화가 가능하다. Totipotent 세포는 주로 연구목적으로 활용되며, 임상적으로는 활용되지는 않는다[9]. Unipotent 세포는 분화능이 가장 낮으며, 오로지 하나의 배엽층(germ layer)이나 하나의 세포로만 분화가 가능하다. 피부가 대표적인 unipotent 세포의 예시라고 할 수 있다. Oligopotent 세포는 몇몇의 세포로 분화가 가능고, 림프조직이나 골수세포 등을 예로 들 수 있다. Unipotent 세포와 oligopotent 세포 또한 임상적으로는 사용되고 있지 않다. Pluripotent 세포는 배아의 안쪽세포 덩어리(inner cell mass)에서 기원하며 세 가지 배엽층(endoderm, ectoderm, mesoderm) 모두로 분화 가능하고 이 세 가지 배엽층 기원의 모든 세포로 분화가 가능하다[10]. Totipotent 세포가 가장 분화능이 뛰어나다.

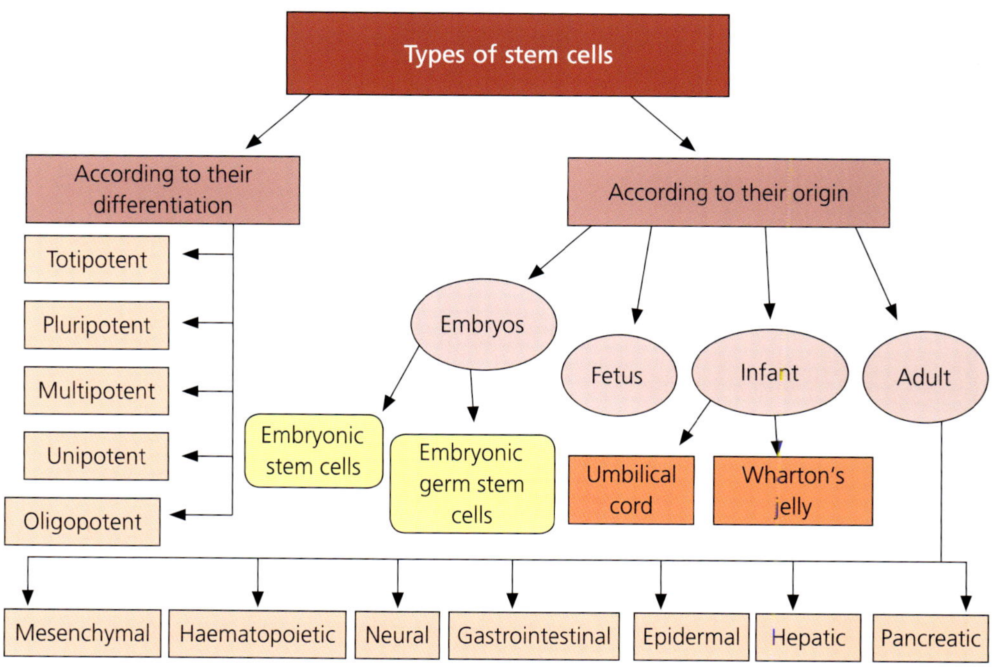

그림 11.1 기원에 따른 여러 가지 세포들, from [12] with permission Creative Commons License

Multipotent 줄기세포는 한 가지 유형의 세포 이상으로 분화가 가능하지만 pluripotent 줄기세포보다는 그 분화능이 적다. Multipotent, Pluripotent 줄기세포는 주로 중배엽층(mesodermal layer)으로 분화가 된다. 성체 세포 및 제대혈 세포(umbilical cord cells)는 이 카테고리에 속한다. 실제로 우리가 얻을 수 있는 줄기세포는 multipotent mesenchymal stem cells이 가장 많을 것이다[11]. 이와 다른 유형의 세포와 그 공급원들은 그림 11.1에서 확인이 가능하다.

줄기세포의 기능과 머무르는 위치를 이해하기 위해서는 여러 유형의 세포들 중에서 줄기세포를 정확히 구분하는 것이 매우 중요하다. 국제세포치료협회(International Society of Cellular Therapy)에서 정의하는 중간엽 줄기세포(mesenchymal stem cells)에 대한 최소한의 기준은 다음과 같다.:

- 플라스틱 표면에 부착
- 단백질 표면 표지자 CD 73, CD 90, CD 105의 양성 발현 (> 93% 발현)
- 조혈 표지자인 CD 34, CD 45, CD 14 (또는 CD 11b), CD 79α (또는 CD 19)의 부재 (< 2%)
- HLA Class II 분자의 부재
- 연골화(chondrogenic), 골화(osteogenic), 지방화(adipogenic) 표현형 분화능[13]

분열과 분화는 줄기세포의 주요 특징에 해당한다. 줄기세포는 오랜기간동안 여러 번 분열하고 분화할 수 있다(그림 11.2).

이미 형성된 세포에는 이러한 능력이 없기 때문에 분화와 분열 능력은 줄기세포를 매우 독특한 위치로 만들었다. 단일 세포의 분열은 동일한 딸 세포를 생산할 수 있다. 세포의 거듭된 분열로(증식 과정) 세포의 수가 많아지면 수 십만개의 세포가 생성될 수 있다. 이러한 분열은 대칭적으로 혹은 비대칭적으로 발생한다. 대칭적 분열(symmetric division)은 동일한 세포(identical cell)를, 비대칭적 분열(asymmetric division)은 비대칭적 세포를 만든다. 대칭적 분열과 비대칭적 분열의 균형은 손상된 조직과 질병의 치유에 매우 중요하다[15]. 대칭적 분열과 비대칭적 분열의 예시는 다음의 그림 11.3에서 확인 가능하다.

분화(differentiation) 과정은 수많은 연구와 실험을 이뤄지게 한 매우 흥미로운 이벤트에 해당한다. 소위 "niche"라고 불리는 줄기세포의 유지를 관장하는 미세 환경은 세부적인 연구 주제에 해당한다[17, 18]. 세포의 기능은 해당 세포와 인접한 세포들과의 상호작용에 영향을 받는 것은 자명하다. 이러한 상호작용을 이해함으로서 줄기세포 niche의 구조와 기능과 특징

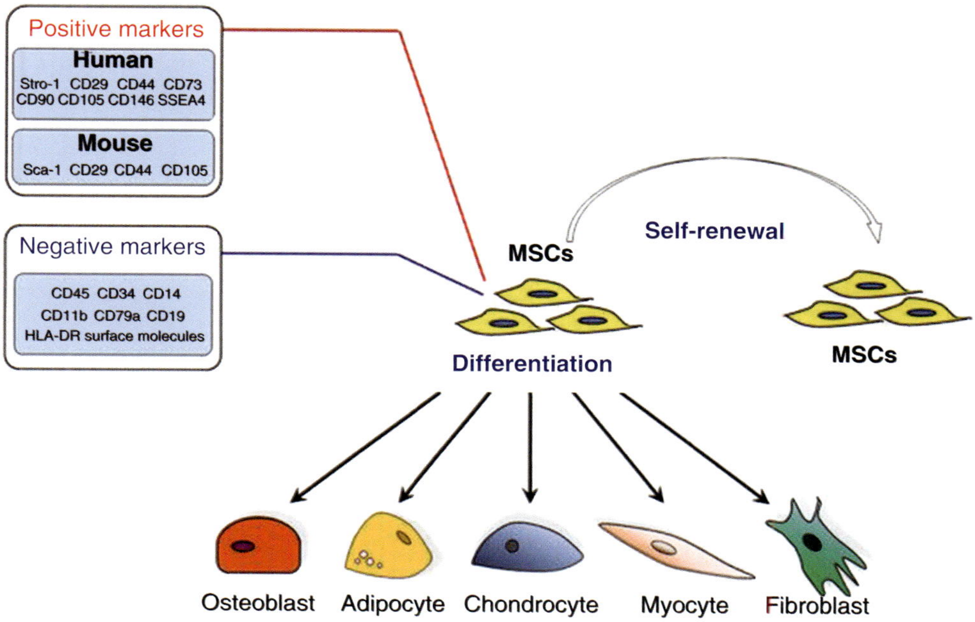

그림 11.2 양성 음성 표지자를 통한 줄기세포의 인식. 자가재생(selfrenewal)과 분화(differentiation)의 과정[14] Creative Commons Attribution License

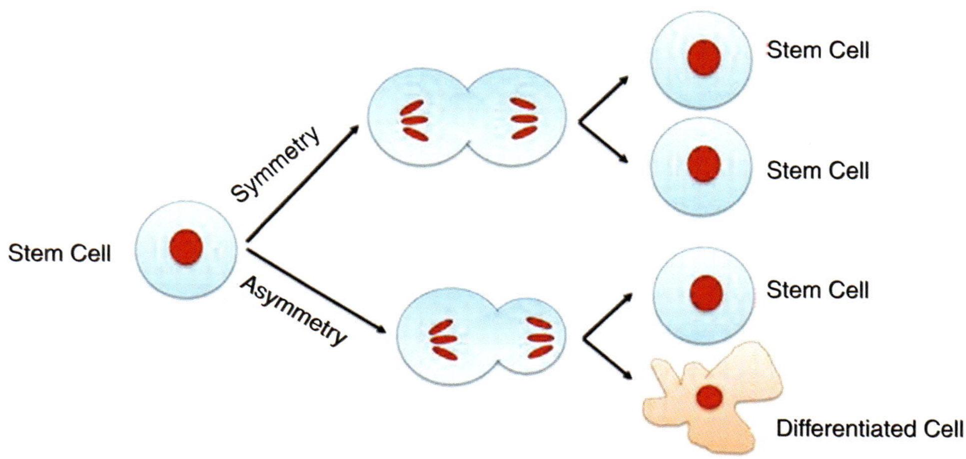

그림 11.3 줄기세포의 대칭적, 비대칭적 분열 : [16] with permission Available via license : CC BY-NC 4.0

들을 더 잘 파악할 수 있을 것이다. 하지만 아직도 이러한 상호작용의 메커니즘은 매우 복잡하여 세세한 부분까지 정확하게 설명되지는 못하고 있다. 미래에 줄기세포 치료의 성공 여부는 이러한 세포 간 상호작용에 대한 이해가 얼마만큼이나 이루어지느냐에 달려 있다고 해도 과언이 아닐것이다.

11.4 줄기세포의 기원 Sources of Stem Cells

줄기세포는 그 기원에 따라 배아줄기세포, 태아줄기세포, 성체줄기세포, 그리고 역분화 줄기세포로 나누어진다[19]. 배아줄기세포는 포배기(blastocyst stage)의 배아의 내세포(inner cell mass)에서 기원한다[20]. 이 배아줄기세포는 pluripotent 세포로 ectoderm, endoderm, mesoderm의 세 배엽(germ layers) 모두로 분화 가능하다. 배아줄기세포의 이러한 특성 덕분에 여러 종류의 세포를 만들어 낼 수 있지만[3, 21], 동물실험에서 배아줄기세포가 기형 발생능(teratogenic effect)이 있다는 사실도 함께 밝혀졌다[3]. 또한, 세포의 추출은 배아를 파괴하게 되므로 윤리적, 법적 문제들을 유발하기도 한다. 따라서 현재 대부분의 국가에서 치료 목적의 배아줄기세포의 사용은 불법으로 받아들여지고 있다. 사람의 태아줄기세포는 양수나 제대혈에서 추출된다. 만약 이 태아줄기세포를 태아에서 직접 추출할 경우 배아줄기세포와 동일한 윤리적 법적 문제에 직면하게 될 것이다.

성체줄기세포는 multipotent한 특징을 갖는다. 예를 들면, 성체줄기세포는 중배엽(mesoderm)과 같은 제한적인 한 가지 계열의 세포로만 분화할 수 있다. 최근의 연구결과에 따르면 다른 배엽으로의 분화도 가능한 것으로 알려졌다[22].

성체줄기세포에는 두 가지 종류가 있는데; 한 가지는 적혈구나 백혈구 등의 혈액세포로 분화가 가능한 조혈모세포(hematopoietic stem cell: HSC)이고, 나머지 한 가지는 연골, 뼈, 인대, 힘줄, 지방세포 등의 중배엽성 세포로 분화가능한 중간엽 줄기세포(mesenchymal stem cell : MSC)이다[23].

재프로그램 성체세포에 해당하는 역분화 줄기세포는 배아세포와 유사성을 갖는 동시에 부작용의 위험성이 적어 최근 매우 많은 연구가 이뤄지고 있다[7].

스포츠 의학 분야에서는 손상된 조직의 대부분이 중배엽성 조직이기 때문에 성체 중간엽 줄기세포가 가장 중요하다.

중간엽 줄기세포는 지방조직이나 골수 등에서 추출할 수 있다. 또한, 제대혈이나 태반에서도 추출이 가능하다. 자가재생, 증식 등의 여러 단계를 거쳐 마침내 중배엽성 성숙세포로 분화된다(그림 11.4).

환자 자체의 조직에서 추출한 세포를 자가세포(autologous cell)라고 하고, 동종에 해당하는 다른 사람에게서 추출한 세포를 동종세포(allogenic cell), 그리고 다른 종의 동물에게서 추출한 세포를 이종세포(xenogenic cell)라고 일컫는다.

중간엽 줄기세포의 적용과 관련하여 해결되지 않은 문제 중 하나는 연골, 근육, 인대 및 힘줄 치료를 위한 줄기세포의 가장 좋은 공급원이 무엇이냐에 대한 합의가 없다는 것이다. 비록 기원에 무관하게 중간엽 줄기세포의 특징에 해당하는 플라스틱 부착, 특정 표면 표지자의 발현, 분화능 등의 특징을 공유하지만 유전자 발현과 싸이토카인 생산 등의 기원에 따른 다른점도 분명히 존재한다.

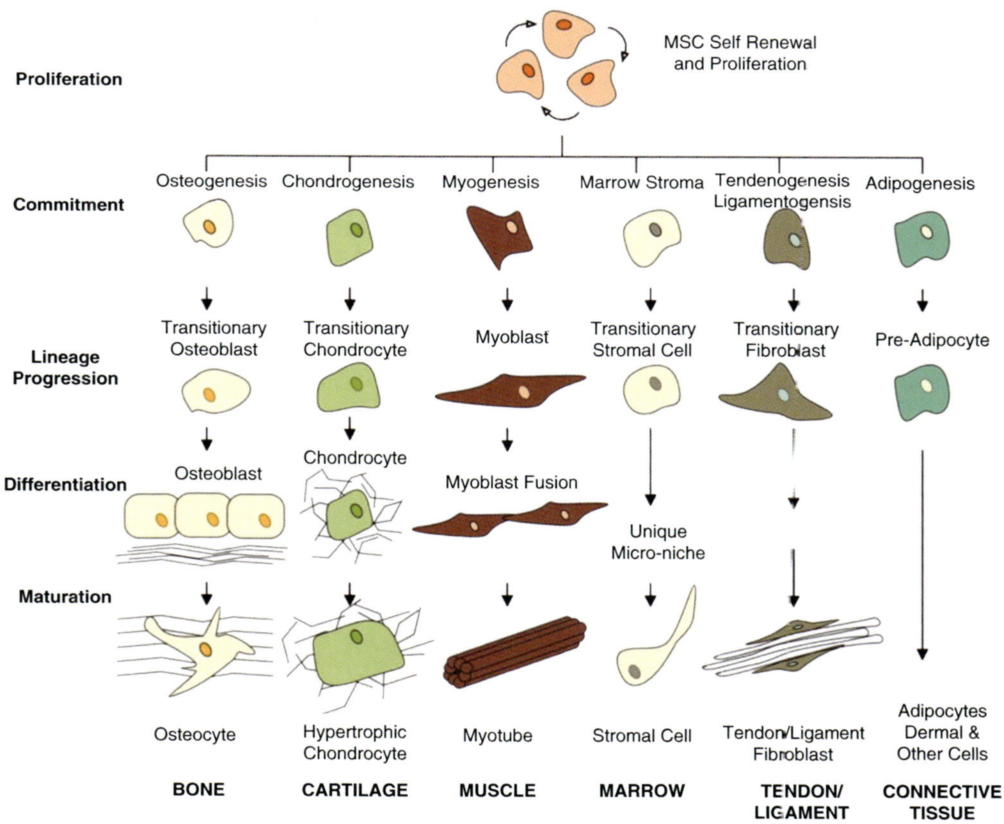

그림 11.4 기원에 따른 중간엽 줄기세포의 증식. Image from [24] with permission

골수와 지방조직 그리고 제대혈에서 추출한 중간엽 줄기세포를 비교 분석해 보면 줄기세포의 모양, 면역 표현형 등에서는 다른점을 거의 발견할 수 없다. 그러나 중간엽 줄기세포를 추출할 때 세포분리의 성공률은 골수, 지방조직에서는 높은 반면 제대혈은 낮은 것으로 나타났다. 그러나, 제대혈은 오랫동안 추출이 가능하고 증식증력이 뛰어나다는 장점을 갖고 있다[25–27]. 최근 주산기 산물(제대혈, 태반, 양수)을 프로레싱 한 후 살아있는 줄기세포를 획득할 수 있는지의 여부에 대한 이슈가 떠오르고 있다[28]. 또한 출생기와 반대로 노년층에서 얻어진 줄기세포의 증식능력과 골형성능 등에 대한 의문이 제기되고 있다[29, 30]. 골수에서 채취한 줄기세포의 수와 생존율은 나이가 들면서 감소하는 반면 지방 조직에서는 동일하게 유지되는 것으로 알려져 있다. 지방 조직은 골수에 비해 그람(gram) 당 중간엽 줄기세포가 1,000배 더 많은 것으로 추정된다[31]. 그러나 몇몇 생체외(in vitro) 실험 결과에 따르면 연골로의 분화능은 골수 유래 줄기세포가 지방세포 유래 줄기세포 보다 뛰어나다고 한다[32–34].

골수 유래 또는 지방 유래 줄기세포 뿐만 아니라 주산기의 여러 공급원에서 추출된 줄기세포는 각각 치료 효과가 있는 다른 여러 세포들이 풍부하기 때문에 기원에 따른 줄기세포의 효과를 특정하거나 우열을 가리기가 힘들다. 기원에 따른 줄기세포들의 장단점을 다음 표 11.1에서 확인할 수 있다.

표 11.1 자가 유래 줄기세포와 동종 유래 줄기세포의 장단점 비교

The source of stem cells	Advantages	Disadvantages
Bone marrow	Higher osteogenic and chondrogenic capacity than ADSC.	Invasive donation procedure. Declining numbers due to aging. The lowest proliferation capacity.
Adipose tissue	Higher adipogenic potential than BMAC. Provide much more MSC than bone marrow.	Invasive procedure but more comfortable than bone marrow aspiration.
Adipose tissue	Less invasive procedure, higher proliferation capacity than BM and AT.	Success rate of isolating MSC is lower than BM and AT. Not able to differentiate in adipose tissue. The processing can destroy stem cells.
Amniotic fluid/ membrane	Non-aggressive procedure. Abundant growth factors and other nutrients. The slower release of active factors than PRP, potential longer therapeutic effect.	Majority of stem cells are destroyed during preparation.

11.5 작용 기전 Mechanism of Action

줄기세포는 분화능 이외에도 활용가능성이 높은 사이토카인과 같은 영양물질을 분비함으로써 혈관신생(angiogenesis), 항염증(anti-inflammatory), 면역조절(immunomodulation), 세포자멸(apoptosis) 방지 등의 역할을 할 수 있다[35].

줄기세포의 정확한 작용 기전은 중요한 연구의 주제이다. 줄기세포가 알려지기 시작한 시초에는 줄기세포 투여 후 해당 세포가 손상된 조직으로 알아서 이동할 수 있다는 가설을 세웠고, 이를 통해 손상 부위를 인식하고 치유를 위한 분화 과정을 시작하는 것으로 보았다. 결과적으로 손상된 조직이 재생되게 되는 것이다. 이 가설은 곧 여러 실험에서 반박에 직면하게 되었는데, 이는 세포 간 신호의 복잡성과 여러 종류의 세포가 내장된 틈새의 특이성을 고려하지 않았기 때문이다[36]. 줄기세포 연구자들은 주입된 줄기세포와 줄기세포가 주입된 해당 지역 환경의 상호작용에 대해 좀 더 자세하게 알고자 노력하고 있다.

오늘날, 대부분의 이론들은 줄기세포가 성장인자(growth factor)와 싸이토카인, 호르몬 등의 분비를 통한 주변 분비효과(paracrine effect)를 가지는 것으로 추정한다. 이렇게 분비된 인자들은 면역 반응을 촉진 혹은 억제하여 이를 조절하는 역할을 하는데, NK세포(natural killer cell)의 활동과 증식을 억제하고, T세포와 B세포 증식의 억제 및 수지상 세포(dendritic cell)로의 분화도 억제한다. 동시에 조절 T세포(regulatory T cell)의 활동을 촉발한다. 중간엽 줄기세포(MSC)는 수용성 인자인 interleukins 6 and 10, prostaglandin E2, hepatocyte growth factor, indoleamine 2,3-dioxygenase, nitric oxide, transforming growth factor β1, human leukocyte antigen, extracellular vesicles 등을 분비한다. 이러한 인자들은 면역조절기능을 한다[32]. 이러한 수용성 인자들 이외에 미토콘드리아의 전사와 RNA나 다른 분자를 함유하는 엑소좀(exosome) 혹은 다른 소포 등을 통해 작용하는 것으로 설명하기도 한다[37] (그림 11.5).

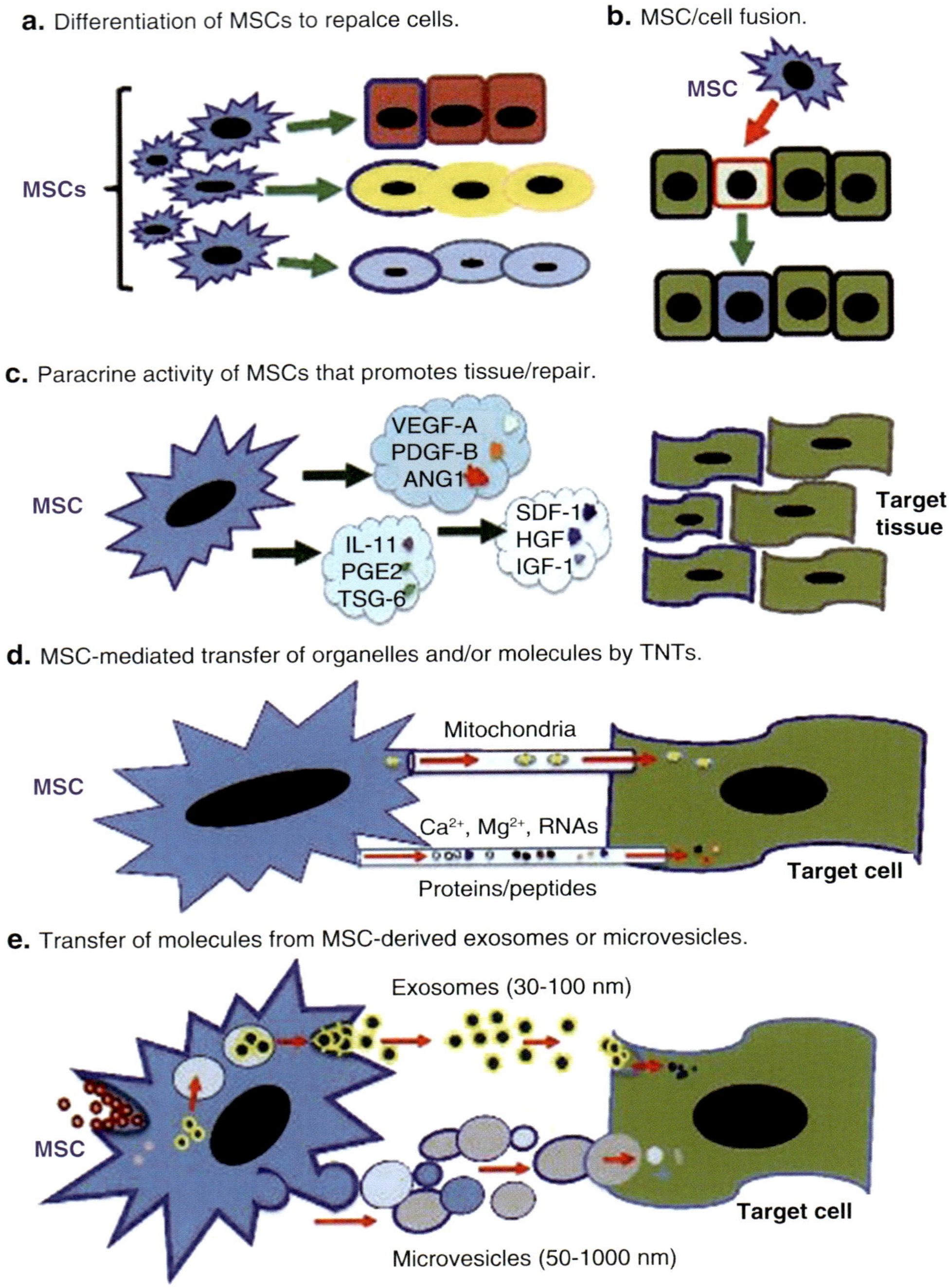

그림 11.5 중간엽 줄기세포의 가능한 기전들 from [37] permission by Creative Commons Attribution 4.0 International License (http://creativecommons.org/licenses/by/4.0/)

핵심 요약 Key points

- 줄기세포 발견은 스포츠 손상에 대한 치료의 패러다임을 바꿔놓았다. 다른 유형의 세포로의 분열 및 분화할 수 있는 능력은 연구자, 임상의사 및 환자에게 매우 매력적으로 다가왔다.
- 줄기세포의 역사는 매우 흥미로우며, 이에 대한 연구로 몇몇 연구자들은 노벨상 수상의 영예를 갖기도 했다.
- 줄기세포의 고유한 특성과 일부 양성 및 음성 CD 표지자는 다른 세포 간의 인식에 매우 중요하게 작동한다.
- 여러 유형의 줄기세포가 존재하고, 또한 그 줄기세포의 기원에 따라 다른 재생 능력을 가지고 있다.
- 줄기세포의 작용기전을 설명하기 위해 여러 이론들이 제시되었지만 성장인자, 사이토카인, 호르몬 등의 분비를 통한 주변 분비(paracrine) 이론이 줄기세포 연구자들 사이에서 넓게 인정되고 있는 실정이다.

참고문헌

1. Becker AJ, McCulloch EA, Till JE. Pillars article: cytological demonstration of the clonal nature of spleen colonies derived from transplanted mouse marrow cells. Nature. 1963. 197:452–454. J Immunol. 2014 Jun 1;192(11):4945–7.
2. Evans MJ, Kaufman MH. Establishment in culture of pluripotential cells from mouse embryos. Nature. 1981 Jul 9;292(5819):154–6.
3. Thomson JA, Itskovitz-Eldor J, Shapiro SS, Waknitz MA, Swiergiel JJ, Marshall VS, et al. Embryonic stem cell lines derived from human blastocysts. Science. 1998 Nov 6;282(5391):1145–7.
4. Yoshihara M, Hayashizaki Y, Murakawa Y. Genomic instability of iPSCs: challenges towards their clinical applications. Stem Cell Rev. 2017 Feb;13(1):7–16.
5. Friedenstein AJ, Chailakhjan RK, Lalykina KS. The development of fibroblast colonies in monolayer cultures of Guinea-pig bone marrow and spleen cells. Cell Tissue Kinet. 1970 Oct;3(4):393.
6. Potten CS, Loeffler M. Stem cells: attributes, cycles, spirals, pitfalls and uncertainties. Lessons for and from the crypt. Development. 1990 Dec 1;110(4):1001–20.
7. Takahashi K, Yamanaka S. Induction of pluripotent stem cells from mouse embryonic and adult fibroblast cultures by defined factors. Cell. 2006;126(4):663–76.
8. Tapia N, Schöler H. Molecular obstacles to clinical translation of iPSCs. Cell Stem Cell. 2016 Sep 1;19(3):298–309.
9. Baker CL, Pera MF. Capturing totipotent stem cells. Cell Stem Cell. 2018 Jan 4;22(1):25–34.

10. Wobus AM, Boheler KR. Embryonic stem cells: prospects for developmental biology and cell therapy. Physiol Rev. 2005 Apr 1;85(2):635–78.
11. Ding D, Shyu W, Lin S. Mesenchymal stem cells. Cell Transplant. 2011 Feb;20(1):5–14.
12. EL Barky AR, Ali EMM, Mohamed TM. Stem cells, classifications and their clinical applications. Am J Pharmacol Ther. 2017;1(1):001–7.
13. Dominici M, Le Blanc K, Mueller I, Slaper-Cortenbach I, Marini FC, Krause DS, et al. Minimal criteria for defining multipotent mesenchymal stromal cells. The International Society for Cellular Therapy position statement. Cytotherapy. 2006;8(4):315–7.
14. Hu L, Yin C, Zhao F, Ali A, Ma J, Qian A. Mesenchymal stem cells: cell fate decision to osteoblast or adipocyte and application in osteoporosis treatment. Int J Mol Sci. 2018 Jan 25;19(2):360.
15. Betschinger J, Knoblich JA. Dare to be different: asymmetric cell division in drosophila, C. elegans and vertebrates. Curr Biol. 2004 Aug 24;14(16):R674–85.
16. Chen X, Ye S, Ying Q. Stem cell maintenance by manipulating signaling pathways: past, current and future. BMB Rep. 2015 Dec;48(12):668–76.
17. Schofield R. The relationship between the spleen colony-forming cell and the haemopoietic stem cell. Blood Cells. 1978;4(1–2):7.
18. Li L, Xie T. Stem cell niche: structure and function. Annu Rev Cell Dev Biol. 2005 Nov 10;21(1):605–31.
19. Brown JC, Shang H, Li Y, Yang N, Patel N, Katz AJ. Isolation of adipose-derived stromal vascular fraction cells using a novel point-of-care device: cell characterization and review of the literature. Tissue Eng Part C Methods. 2017 Mar 1;23(3):125–35.
20. Odorico JS, Kaufman DS, Thomson JA. Multilineage differentiation from human embryonic stem cell lines. Stem Cells. 2001 May;19(3):193–204.
21. Pera MF, Reubinoff B, Trounson A. Human embryonic stem cells. J Cell Sci. 2000 Jan 1;113(1):5.
22. Keilhoff G, Goihl A, Langnäse K, Fansa H, Wolf G. Transdifferentiation of mesenchymal stem cells into Schwann cell-like myelinating cells. Eur J Cell Biol. 2006;85(1):11–24.
23. Caplan AI. Mesenchymal stem cells. J Orthop Res. 1991;9(5):641–50.
24. Firth AL, Yao W, Yuan JXJ. Identification of adult stem and progenitor cells in the pulmonary vasculature. In: Yuan JJ, Garcia J, West J, Hales C, Rich S, Archer S, editors. Textbook of pulmonary vascular disease. Boston, MA: Springer; 2011.
25. Klingemann H, Matzilevich D, Marchand J. Mesenchymal stem cells – sources and clinical applications. Transfus Med Hemother. 2008 Aug;35(4):272–7.
26. Wagner W, Wein F, Seckinger A, Frankhauser M, Wirkner U, Krause U, et al. Comparative characteristics of mesenchymal stem cells from human bone marrow, adipose tissue, and umbilical cord blood. Exp Hematol. 2005;33(11):1402–16.
27. Friedman R, Betancur M, Boissel L, Tuncer H, Cetrulo C, Klingemann H. Umbilical cord Mesenchymal stem cells: adjuvants for human cell transplantation. Biol Blood Marrow Transplant. 2007;13(12):1477–86.
28. Wexler SA, Donaldson C, Denning-Kendall P, Rice C, Bradley B, Hows JM. Adult bone marrow is a rich source of human mesenchymal 'stem' cells but umbilical cord and mobilized adult blood are not. Br J Haematol. 2003 Apr;121(2):368–74.

29. D'Ippolito G, Schiller PC, Ricordi C, Roos BA, Howard GA. Age-related Osteogenic potential of Mesenchymal stromal stem cells from human vertebral bone marrow. J Bone Miner Res. 1999 Jul;14(7):1115–22.
30. Oreffo R, Bennett A, Carr A, Triffitt J. Patients with primary osteoarthritis show no change with ageing in the number of Osteogenic precursors. Scand J Rheumatol. 1998;27:415–24.
31. Aust L, Devlin B, Foster SJ, Halvorsen YDC, Hicok K, du Laney T, et al. Yield of human adipose-derived adult stem cells from liposuction aspirates. Cytotherapy. 2004 Jan;6(1):7–14.
32. Kohli N, Wright KT, Sammons RL, Jeys L, Snow M, Johnson WEB. An in vitro comparison of the incorporation, growth, and Chondrogenic potential of human bone marrow versus adipose tissue Mesenchymal stem cells in clinically relevant cell scaffolds used for cartilage repair. Cartilage. 2015 Oct;6(4):252–63.
33. Afizah H, Yang Z, Hui JHP, Ouyang H, Lee E. A comparison between the Chondrogenic potential of human bone marrow stem cells (BMSCs) and adipose-derived stem cells (ADSCs) taken from the same donors. Tissue Eng. 2007 Apr;13(4):659–66.
34. Mohamed-Ahmed S, Fristad I, Lie SA, Suliman S, Mustafa K, Vindenes H, et al. Adiposederived and bone marrow mesenchymal stem cells: a donor-matched comparison. Stem Cell Res Ther. 2018 Jun 19;9(1):168.
35. Konala VBR, Mamidi MK, Bhonde R, Das AK, Pochampally R, Pal R. The current landscape of the mesenchymal stromal cell secretome: a new paradigm for cell-free regeneration. Cytotherapy. 2015;18(1):13–24.
36. Iso Y, Spees JL, Serrano C, Bakondi B, Pochampally R, Song Y, et al. Multipotent human stromal cells improve cardiac function after myocardial infarction in mice without long-term engraftment. Biochem Biophys Res Commun. 2007;354(3):700–6.
37. Spees JL, Lee RH, Gregory CA. Mechanisms of mesenchymal stem/stromal cell function. Stem Cell Res Ther. 2016 Aug 31;7(1):125.

줄기세포 준비 방법 12

Stem Cells: Preparation Methods

중간엽 줄기세포(mesenchymal stem cell)를 추출할 수 있는 가장 중요한 부위는 앞서 설명했던 바와 같이 골수와 지방조직이다. 골수를 천자하여 얻은 추출물(Bone marrow aspirate concentrate: BMAC)에는 줄기세포 외에도 여러 가지 많은 세포들이 존재하며, 이러한 세포들 또한 치유반응에 일조한다. BMAC과 PRP 내용물의 차이를 명시하며, 줄기세포의 적절한 수와 생존력이 효능에 있어서 가장 중요한 요소라는 사실을 강조한다. 지방조직 유래 내용물에 대해서 논의하고, BMAC과 비교하여 줄기세포 숫자의 차이를 확인한다. 지방유래 줄기세포와 BMAC의 효과를 비교한 연구들 또한 소개될 것이다.

골수를 추출할 때는 C-arm(fluoroscopy)과 초음파를 활용하는데, 이에 대한 자세한 설명과 발생 가능한 부작용까지 설명하였다. 골수 추출시 필요한 도구와 준비해야할 약품들도 설명에 포함되어 있다. 적절한 농도의 줄기세포를 얻기 위해 골수 또는 지방 조직에서 얻어진 추출물의 처리에 대해서도 자세히 설명하였다.

줄기세포를 사용하는 방법 중 가장 흔한 것은 손상된 조직에 직접 줄기세포를 주사하는 것이다. 뿐만 아니라 관절경 수술 혹은 관혈적 수술 중에 수술 부위에 적용하는 방법도 있다. 보다 복잡하게 줄기세포를 활용하는 방법은 생분해성 골격(scaffold)을 함께 주입하는 방법이다. 이상적인 골격은 숙주에 면역 원성이 없어야하며 혈관 형성과 신생 등을 통해 세포의 생착 및 성장을 도울 수 있어야한다[1].

중간엽 줄기세포(MSC)를 관절, 근육, 힘줄, 인대 등의 손상된 조직에 직접 주입함으로써 대부분의 스포츠 손상은 보존적인 방법으로 치료할 수 있다. 젊은 스포츠 손상 환자들에서는 대부분 골수를 통해 줄기세포를 추출하게 된다. 골수에서의 줄기세포 함량은 0.001~0.01%로 매우 적고[2], 호중구(neutrophils), 림프구(lymphocytes), 호산구(eosinophil), 단구(monocytes), 호염구(basophils) 등의 다른 세포들과 섞여있다[3]. 또한 골수는 성장인자와 사이토카인을 함유하고 있다[2]. 개인 간에 혈소판의 양은 큰 차이가 있으며, 혈소판의 정확한 함량 분석이 매우 중요하다[4]. 다른 세포들이 많이 섞여있는 것을 감안할 때 BMAC(bone marrow aspirate concentrate)이라는 용어를 쓰는 것이 정확하며, 공식적으로 이용되고 있다. BMAC과 PRP를 비교 분석해보면 특정 세포들의 비율은 다르며, 다른 세포들의 비율은 유사하게 나타나기도 한다. BMAC에는 PRP에 비해 백혈구와 혈소판, neutrophil이 많고, monocyte, lymphocyte, eosinophil은 비슷하게 있다[5]. 적절하게 활용하는 경우 BMAC은 안전한 치료 방법이다[6]. 물론 아직 풀리지 않는 이슈는 BMAC에는 손상된 중간엽 조직을 재생시킬 수 있는 줄기세포가 소량 밖에 존재하지 않는다는 것이다. 또한 아직 가이드라인을 제시할 정도의 연구는 이뤄지지 않았다. 콜로라도 Reggenexx의 Centeno 연구진은 골수줄기세포의 양을 달리하여 두 그룹으로 나누어 무릎 퇴행성 관절염 치료를 비교하는 연구를 진행하였다. 첫 번째 그룹은 4억 개 이하를, 다른 그룹은 4억 개 초과를 주입하였다. 두 그룹 모두 확연한 호전을 보였으나 더 많은 양을 주입한 환자군에서 치료 후의 통증이 적었다고 보고하였다. 하지만 치료 후 통증의 차이 이외에 다른 차이점은 찾아볼 수 없었다[7].

지방조직은 또 다른 중요한 줄기세포의 공급원으로 골수와 비교하여 지방조직에 줄기세포의 양이 더 많기 때문에 나이가 많은 환자에게 좀 더 적합한 줄기세포 공급원이라고 말할 수 있다. 이전에는 지방조직이 에너지를 저장하고 체온을 유지하는 데 중요하다고 보았다면, 최근에는 지방조직을 역할을 사이토카인, 전사인자, 성장인자 등을 공급하는 것으로 보고 있다[8]. 뿐만 아니라 지방조직은 섬유아세포(fibroblasts), 단구(monocytes), 혈관 평활근세포(vascular smooth muscle cells), 내피세포(endothelial cells), 대식세포(macrophages), 지방전구세포 림프구(pre-adipocyte lymphocytes), 지방 줄기세포(adipocyte stem cells, ADSC) 등도 풍부하게 함유하고 있다. 지방조직에서 추출된 줄기세포는 중배엽에서 기원했기 때문에 연골세포(chondrocyte), 조골세포(osteoblast), 지방세포(adipocyte), 근세포(myocyte), 신경세포(neurocyte) 등으로 분화할 수 있다[9]. 지방조직 유래 세포의 chondrocyte와 osteoblast로의 분화 가능성이 있기에 스포츠 의학에서 지방조직을 BMAC의 대체 수단으로 이용할 수 있다.

임상적으로 중요한 문제는 이 두 가지 줄기세포 공급원 중 하나가 다른 줄기세포 공급원보다 더 유리한지 여부이다. 무릎 퇴행성관절염 환자를 대상으로 실시한 임상연구에서는 BMAC 그룹과 지방조직 그룹 모두에서 긍정적인 결과를 보였으며, 이 둘 사이에는 큰 차이가 없는 것으로 나타났다[10]. 스포츠 손상에서도 이와 동일한 결과가 나올지는 명확하지 않다.

일부 의사들은 더 나은 치료 효과를 위해 골수와 지방조직을 함께 주입하기도 하지만 임상실험 결과상으로는 이러한 복합치료가 추가적인 효과가 더 있다고 확인되지는 않았다[11].

12.1 줄기세포 추출 Collection of Stem Cells

줄기세포를 추출하기 위해서는 어느 정도의 기술과 연습이 필요하다. 줄기세포 추출시에 반드시 C-arm이나 초음파 유도하에 시행하는 것을 강력하게 권고한다. 영상 유도를 통해서 트로카(trocar)가 엉뚱한 위치로 가는 것을 막을 수 있다.

어떤 위험이라도 피하기 위해서는 엄격한 프로토콜을 따라서 시행되어야 한다. 이 시술은 반드시 무균의 상태가 유지된 채 시행되어야 한다. 다음은 골수 유래 줄기세포를 추출하는데 필요한 준비물 목록이다.:

1. 도구들을 실을 카트(Trolley)
2. 주사기(Syringe): 5 cc and 30 cc (10 cc로 대체가능)
3. 헤파린(Heparin)
4. Phosphate buffered saline
5. 2개의 일회용 트로카(trocar)
6. 피부를 절개할 작은 메스
7. 드릴(역주 : 핸드 드릴이 포함된 disposable set도 있으므로 확인 필요) (그림 12.1)

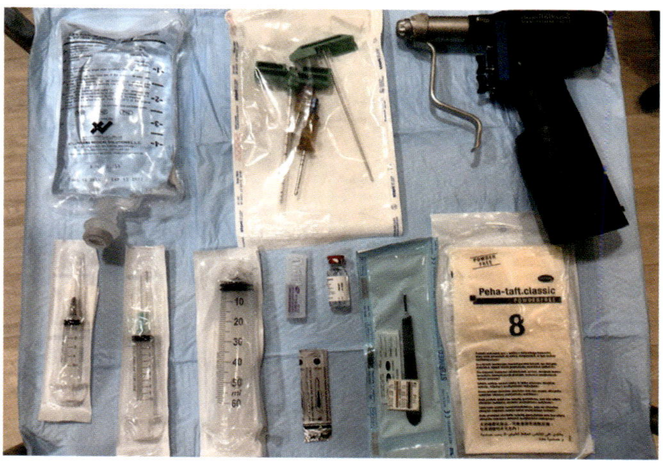

그림 12.1 BMAC 추출시 일반적으로 쓰이는 준비물

12.2 BMAC의 추출과 처리 방법 BMAC Harvesting and Processing Technique

환자의 장골능(iliac creat)에서 추출을 시도하는 경우, 먼저 환자를 엎드리게 하거나(prone) 한쪽으로 눕게 한 뒤 시행한다. 만약 환자의 전상장골극(ASIS)에서 골수를 채취하는 경우 환자를 바로 눕혀(supine) 시행할 수도 있다. 어떤 자세이던 간에 환자가 편하게 그 자세를 유지할 수 있어야 한다.

환자의 장골능에서 골수를 채취하는 것을 기준으로 기술한다. C-arm의 위치가 매우 중요하다. 씨암은 골수가 채취될 장골능의 뒤쪽 상방면을 집중적으로 비추어야한다. 후상장골극(PSIS)의 모양이 정확히 확인되도록 해야 한다(그림 12.2).

트로카(trocar)를 넣을 때 신경과 혈관의 손상을 주지 않기 위해 해당 부위 해부학적 구조를 명확히 이해하고 있어야 한다. 특히나 둔피신경(cluneal nerves), 둔부 동맥, 정맥(gluteal artery, vein), 좌골신경(sciatic nerve) 등의 위치는 반드시 확인하고 손상되지 않도록 주의를 기울여야만 한다. 혹여 천골(sacrum)을 뚫게되면 심각한 합병증이 발생할 수도 있다(그림 12.3).

BMAC의 추출은 반드시 무균 상태에서 시행되어야 한다. BMAC 추출의 과정은 단계별로 아래 표 12.1에 소개되어 있다.

환자를 허리 수술 환자를 준비하는 것과 동일하게 준비한다(그림 12.4). 환자는 conscious sedation에서 진행한다(역주 : 대부분 국소마취로 진행하지만, 처음에 시작할 때는 재우고 시작하는 것도 방법이 될 수 있습니다). 클로르헥시딘(Chlorhexidine)으로 소독을 시행한 후 국소마취제(대개 1% 리도카인을 이용)로 피부마취를 시행한다. 마취는 표피조직에서 골막까지 시행한다. 트로카를 C-arm하에서 뼈의 안쪽까지 넣는다.

트로카를 안쪽까지 충분히 넣고 스타일렛(stylet)을 제거한 후 주사기(10 cc 혹은 30 cc)를 트로카의 후면에 연결한다. 혈액이 응고되는 것을 예방하기 위해서 30 cc 주사기에 헤파린 30,000 unit을 미리 준비한다(10 cc 주사기의 경우 10,000 unit). 골수는 트로카의 각도를 바꾸면서 여러 부위에서 소량씩 뽑는다. 골수 채취의 첫 시작은 장골을 촉진하면서 위치를 확인하는 것으로 시작하여 국소마취, 트로카의 진입 순으로 진행된다(그림 12.5).

기계적인 압력을 줄이기 위해 트로카 대신 드릴을 이용하는 것을 선호하는 의사들도 있다. 드릴을 이용하는 것은 통증이 적을 수 있으나 기술이 필요하기 때문에 초보자들에게는 추천하지 않는다(그림 12.6). 골수를 추출하는 것을 그림 12.7에서 보여주고 있다.

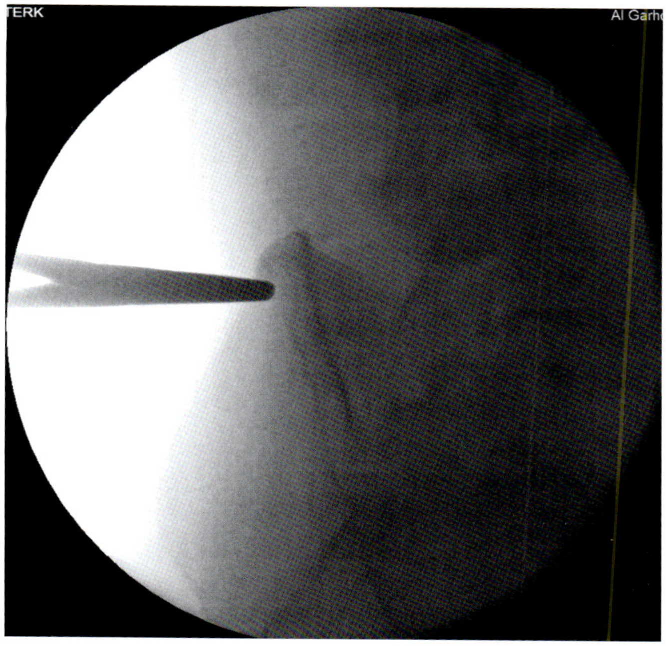

그림 12.2 PSIS, BMAC 채취를 위한 트로카 위치 확인

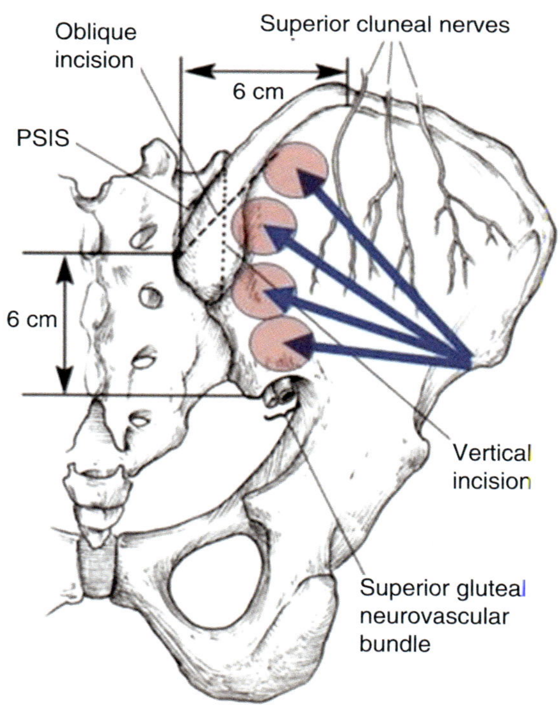

그림 12.3 골반의 기초 해부학 from [12] with permission

표 12.1 골수 채취의 단계별 과정 설명

Step	Details
Patient positioning	Prone for PSIS harvest, supine for ASIS harvest
	Selection of anesthetic plan for aspiration
	Palpate site for aspiration
	Sterile preparation with antiseptic solution and sterile sheets/towels
Bone marrow aspiration	Confirmation of bony landmarks
	Injection of local anesthetic
	Preload aspiration syringe with 1 mL heparin(1,000 U/mL)
	Insert aspiration trocar and needle through skin, down to bone
	Penetrate cortex with power tool
	Collection of 60 mL of bone marrow aspirate
Preparation of aspirate	Centrifuge according to the protocol, obtain approximately 6 mL BMAC sample
Application of aspirate	Select indication for injection(e.g., rotator cuff repair, revision ACL, osteoarthritis)
	Sterile preparation of selected injection site
	Injection of local anesthetic if selected for application
	Injection of aspirate in selected site

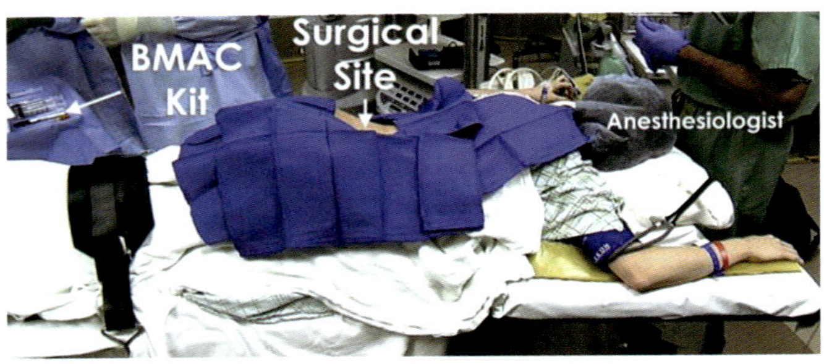

그림 12.4 BMAC 채취를 위한 일반적인 준비: from [13] with permission

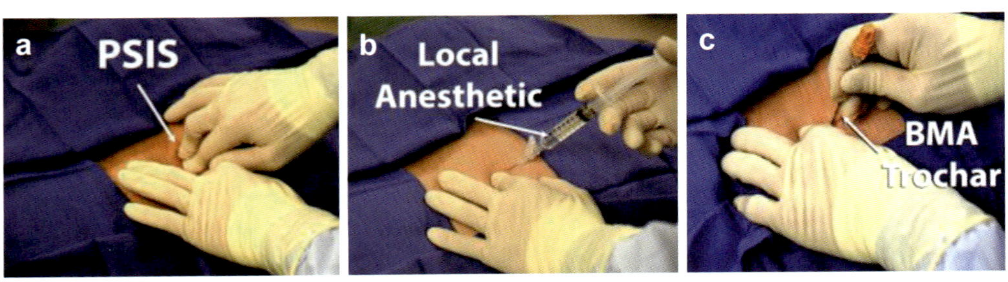

그림 12.5 (a–c) 골수 채취의 단계 from [13] with permission

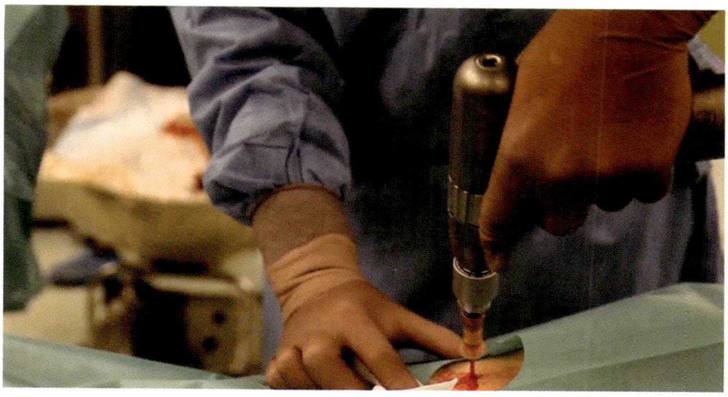

그림 12.6 **드릴을 이용한 BMAC 채취**

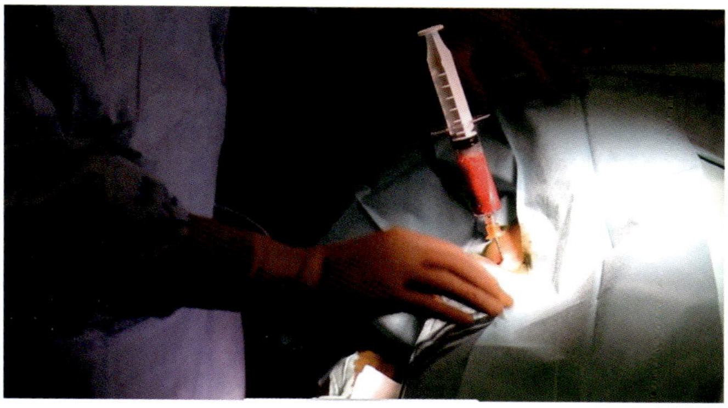

그림 12.7 **골수(BMAC) 추출**

농축된 중간엽 줄기세포와 다른 성분들을 얻기 위해서는 BMAC을 추출하여 먼저 여과를 하고 다음으로 원심분리를 시행한다. 이를 통해 치료에 이용하지 않는 적혈구 등의 세포들을 제거한다(그림 12.8).

자동화된 기계로 세포의 수를 확인한다. 이때 세포의 숫자만큼이나 생존 세포의 비율이 중요하다. 세포의 양과 질이 모두 치료의 효과로 직결되기 때문이다[7].

만약 C-arm 대신 초음파를 이용하는 경우 후방 장골에 볼록한 저주파 프루브(curvilinear probe)를 적용하여 확인한다. 이를 통해 후상장골극의 위치를 파악하고 트로카를 진입시켜 골수를 채취하게 되는데 이하의 과정은 C-arm을 이용한 골수 채취와 동일하다.

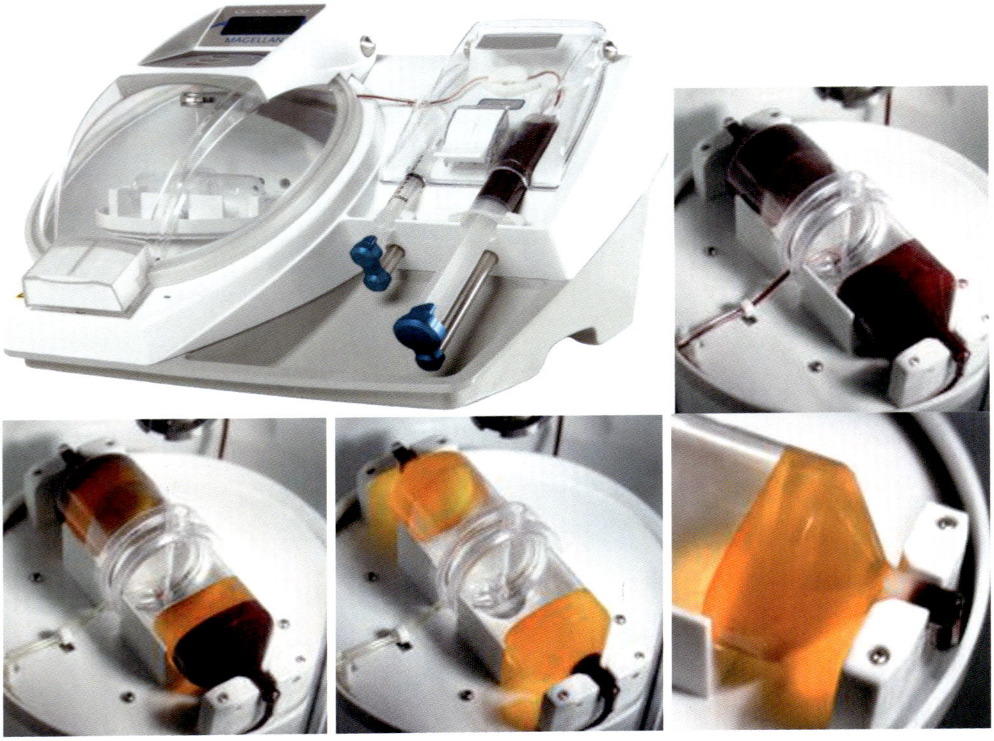

그림 12.8 BMAC의 원심 분리 과정. 적혈구의 제거 과정. Image Courtesy Magellan Stem Cells

12.3 지방조직의 채취 Harvesting and Processing of Adipose Tissue

지방조직을 통해 줄기세포를 추출하는 것이 골수천자를 통해 얻는 것보다 덜 위험하며 더 쉬운 방법으로 본다[14]. 지방조직을 어디서 흡입할지에 따라 환자의 자세(supine, prone, side position)도 달라진다. 옆구리, 상복부, 하복부, 대퇴의 내부, 외부 등 지방을 흡입하는 부위에 따라 치료에 대한 큰 차이점이 나타나지 않기 때문에 지방을 흡입하는 위치는 의사의 선호에 따라 결정된다(역주 : 논문에 따른 편차는 있지만 하복부와 허벅지 뒤편에서 뽑는 것이 줄기세포 치료에 가장 좋다고 명시되어 있습니다)[15]. 지방을 흡입하는 방법 또한 수술 절제, 파워 지방흡입(power-assisted liposuction, PAL), 레이저 지방흡입(laser-assisted liposuction, LAL), 초음파 지방흡입(ultrasound-assisted liposuction, UAL) 등의 여러 가지 방법이 존재한다. 이 중에서도 진동방식의 PAL에 의해서 얻어진 지방조직의 줄기세포가 증식력이 가장 좋고 노화도가 가장 적어 임상에 활용하기에 가장 적합하다[16].

지방흡입은 다소 아프며, 염화나트륨(sodium chloride), 리도케인(또는 로피바케인), 에피네프린 등이 섞여있는 투메센트 용액(tumescent solution)을 준비하여 캐눌라(cannula)를 통해 피하조직(subcutaneous tissue)에 주입한다. 지방 조직에 충분한 마취와 혈관 수축이 이뤄진 후에 50 cc 주사기를 통해 지방을 흡입한다.

지방 흡입으로 얻어진 조직은 세척, 효소처리 등을 거친 후 지방줄기세포(ADSC), 내피세포(endothelial cells), 내피 전구세포(endothelial precursor cells), T세포(T cells), 대식세포(macrophages), 혈관 주위세포(pericytes), 지방 전구세포(pre-adipccytes), 평활근세포(smooth muscle cells) 등이 함유된 SVF(stromal vascular fraction)를 얻기 위해 원심분리를 시행한다[17]. 이렇게 얻어진 SVF를 주입하기 전에 몇몇 임상의들은 해당 SVF의 내용물과 특징을 더욱 명확히 파악하기 위해 분석을 시행하기도 한다.

몇몇 국가에서는 지방조직을 분해하는데 사용되는 효소의 사용을 불허하기도 한다. 효소를 이용했을 때 줄기세포의 효과가 바뀌어 부작용을 야기할 수 있기에 이를 줄기세포 최소 조작의 범위를 넘어선 것으로 판단하기 때문이다. 물론 추출된 지방조직의 효소처리는 비싸고 시간이 다소 소요된다[18]. 이러한 제약들을 피해서 지방유래 줄기세포를 얻으려면 지방조직을 부수어 조직에서 줄기세포를 분비하도록 하는 방법도 있다(역주 : microfractured microfragmented fat tissue로 nanofat이라고 불리우며 Lipogem, Tulip, Adinizer를 이용한 줄기세포치료가 대표적이다)[19] (그림 12.9). 지방 흡입에서부터 지방조직을 처리하고 분석하는 과정을 도식화한 표를 그림 12.10에서 확인할 수 있다.

골수와 지방 조직에서 얻어진 줄기세포가 매우 뛰어난 치료재이지만, 다른 제품의 경우는 그렇지 않다. 양수나 태반의 융모막에서 얻어진 추출물이 그 대표적인 예이다. 주로 상처 치유 및 미용 목적으로 사용되는 동종(allogenic) 기성품이다. 최근 몇몇 연구에서는 정형의학적 분야에서도 매우 뛰어난 효과를 보인 것으로 나타났다[21, 22]. 비록 이러한 기능적 줄기세포라는 증거는 없지만, 재생과정을 촉진하는 다른 성분이 있을 것으로 추측된다. 이 때문에 이러한 제품들도 재생 치료 물질의 범주에 포함된다[21, 23]. 그러나 스포츠 의학에서 이러한 제품의 광범위한 사용은 이제 걸음마 단계에 있다.

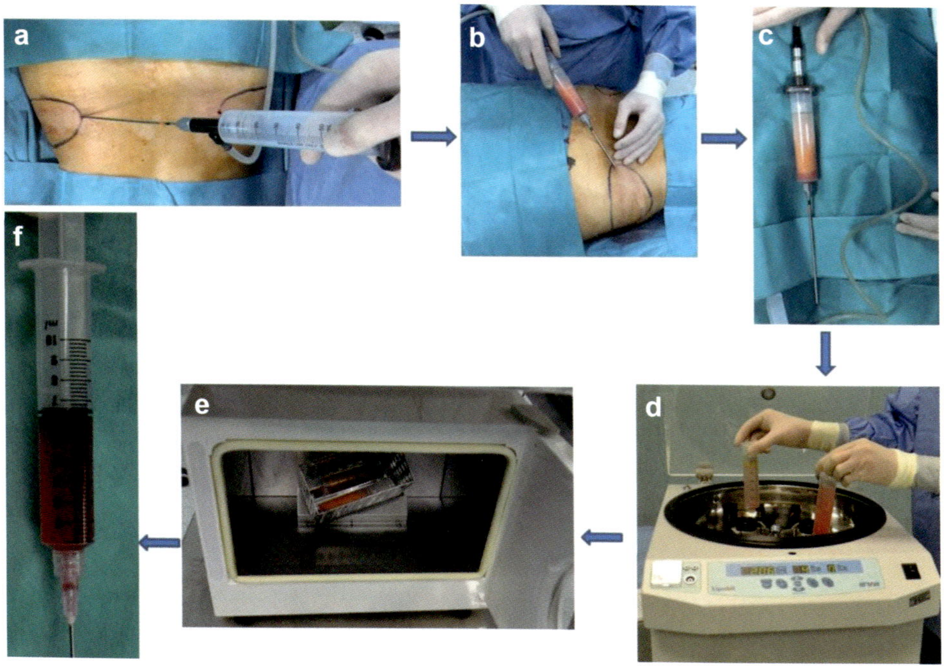

그림 12.9(a–f) 효소처리와 기기를 이용한 줄기세포의 채취 과정. Image Courtesy[20]

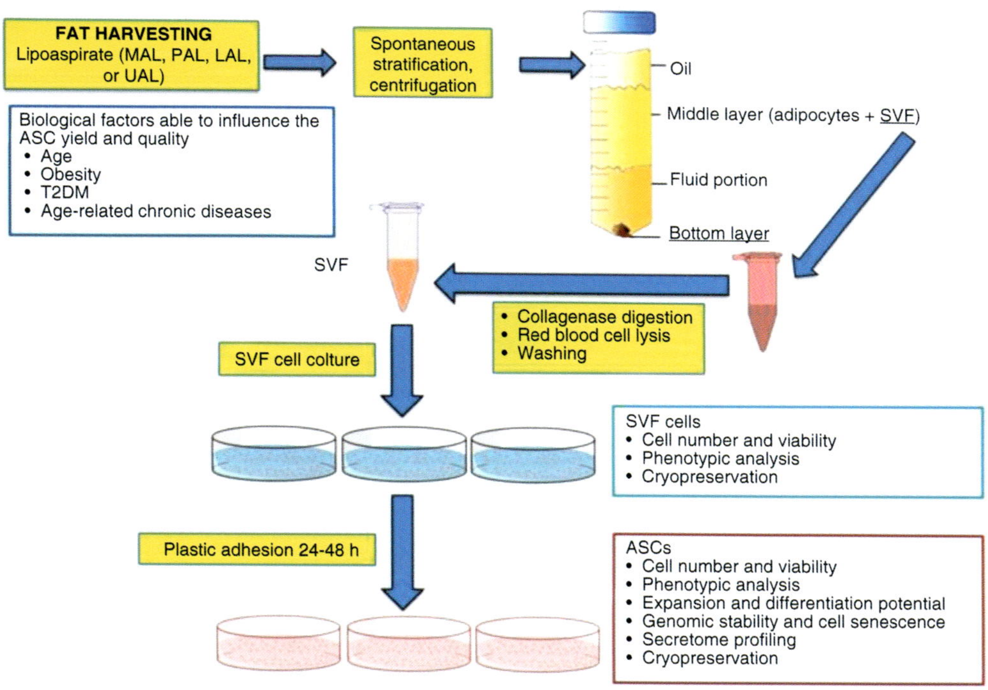

그림 12.10 지방유래 줄기세포의 채취, 처리, 분석의 과정 from [13] with permission Creative Commons License

핵심 요약 Key points

- 중간엽 줄기세포는 일반적으로 골수와 지방조직에서 추출한다.
- 골수는 매우 적은 수의 줄기세포를 함유하고 있으며, 지방 조직보다도 훨씬 적은 비율의 줄기세포를 가지고 있다. 두 조직 모두 줄기세포 이외에 치료 효과가 있는 다른 성분들을 포함하고 있다.
- BMAC과 PRP의 비교 분석으로 특정 성분의 비율 차이와 그 이외 성분의 유사성을 알 수 있다.
- BMAC의 추출은 반드시 C-arm이나 초음파와 같은 영상기기 유도하에 진행되어야 하며, 헤파린과 국소 마취제의 사용은 반드시 필요하다.
- 골수에서 얻어진 추출물은 반드시 원심분리 처리 후 분리해서 환부에 주입해야 한다.
- 지방조직을 추출할 때 반드시 마취제와 혈관수축제가 혼합된 투메센트 용액(tumescent solution)을 사용해야만 한다.
- 추출된 지방조직은 효소처리를 하거나 기계적인 힘을 이용해서 줄기세포를 추출할 수 있다.

참고문헌

1. Garzón I, Pérez-Köhler B, Garrido-Gómez J, Carriel V, Nieto-Aguilar R, Martín-Piedra MA, et al. Evaluation of the cell viability of human Wharton's jelly stem cells for use in cell therapy. Tissue Eng Part C Methods. 2012 Jun 1;18(6):48–419.
2. Holton J, Imam M, Ward J, Snow M. The basic science of bone marrow aspirate concentrate in chondral injuries. Orthop Rev. 2016 Sep 19;8(3):6659.
3. Bain B. The bone marrow aspirate of healthy subjects. Br J Haematol. 1996 Jul;94(1):206–9.
4. Mantripragada VP, Piuzzi NS, George J, Bova W, Ng M, Boehm C, et al. Reliable assessment of bone marrow and bone marrow concentrates using automated hematology analyzer. Regen Med. 2019 Jul 1;14(7):639–46.
5. Cassano J, Cassano J, Kennedy J, Kennedy J, Ross K, Ross K, et al. Bone marrow concentrate and platelet-rich plasma differ in cell distribution and interleukin 1 receptor antagonist protein concentration. Knee Surg Sports Traumatol Arthrosc. 2018 Jan;26(1):333–42.
6. Hendrich C, Franz E, Waertel G, Krebs R, Jäger M. Safety of autologous bone marrow aspiration concentrate transplantation: initial experiences in 101 patients. Orthop Rev. 2009 Oct 10;1(2):e32.
7. Centeno CJ, Al-Sayegh H, Bashir J, Goodyear S, Freeman MD. A dose response analysis of a specific bone marrow concentrate treatment protocol for knee osteoarthritis. BMC Musculoskelet Disord. 2015 Sep 18;16(1):258.

8. Kim EY, Kim WK, Oh K, Han BS, Lee SC, Bae K. Recent advances in proteomic studies of adipose tissues and adipocytes. Int J Mol Sci. 2015 Feb 27;16(3):4581–99.
9. Miana VV, González EAP. Adipose tissue stem cells in regenerative medicine. Ecancermedicalscience. 2018;12:822.
10. Mautner K, Bowers R, Easley K, Fausel Z, Robinson R. Functional outcomes following microfragmented adipose tissue versus bone marrow aspirate concentrate injections for symptomatic knee osteoarthritis. Stem Cells Transl Med. 2019 Nov;8(11):1149–56.
11. Centeno C, Pitts J, Al-Sayegh H, Freeman M. Efficacy of autologous bone marrow concentrate for knee osteoarthritis with and without adipose graft. Biomed Res Int. 2014;2014:370621–9.
12. Friedlis MF, Centeno CJ. Performing a better bone marrow aspiration. Phys Med Rehabil Clin N Am. 2016;27(4):919–39.
13. Chahla J, Mannava S, Cinque ME, Geeslin AG, Codina D, LaPrade RF. Bone marrow aspirate concentrate harvesting and processing technique. Arthrosc Tech. 2016;6(2):e441–5.
14. Palumbo P, Lombardi F, Siragusa G, Cifone MG, Cinque B, Giuliani M. Methods of isolation, characterization and expansion of human adipose-derived stem cells (ASCs): an overview. Int J Mol Sci. 2018 Jun 28;19(7):1897.
15. Li K, Li K, Gao J, Gao J, Zhang Z, Zhang Z, et al. Selection of donor site for fat grafting and cell isolation. Aesth Plast Surg. 2013 Feb;37(1):153–8.
16. Bajek A, Gurtowska N, Olkowska J, Maj M, Kaźmierski Ł, Bodnar M, et al. Does the harvesting technique affect the properties of adipose-derived stem cells?-the comparative biological characterization. J Cell Biochem. 2017 May;118(5):1097–107.
17. Bora P, Majumdar AS. Adipose tissue-derived stromal vascular fraction in regenerative medicine: a brief review on biology and translation. Stem Cell Res Ther. 2017 Jun 15;8(1):145–10.
18. Bellei B, Migliano E, Tedesco M, Caputo S, Picardo M. Maximizing non-enzymatic methods for harvesting adipose-derived stem from lipoaspirate: technical considerations and clinical implications for regenerative surgery. Sci Rep. 2017 Aug 30;7(1):10015.
19. Bianchi F, Maioli M, Leonardi E, Olivi E, Pasquinelli G, Valente S, et al. A new nonenzymatic method and device to obtain a fat tissue derivative highly enriched in Pericyte-like elements by mild mechanical forces from human Lipoaspirates. Cell Transplant. 2013 Nov;22(11):2063–77.
20. Raposio E, Simonacci F, Perrotta RE. Adipose-derived stem cells: comparison between two methods of isolation for clinical applications. Ann Med Surg. 2017 Aug;20:87–91.
21. Werber B. Amniotic tissues for the treatment of chronic plantar Fasciosis and Achilles Tendinosis. J Sports Med. 2015;2015:219896.
22. Gellhorn AC, Han A. The use of dehydrated human amnion/Chorion membrane allograft injection for the treatment of Tendinopathy or arthritis: a case series involving 40 patients. PM&R. 2017 Dec;9(12):1236–43.
23. Barboni B, Russo V, Curini V, Mauro A, Martelli A, Muttini A, et al. Achilles tendon regeneration can be improved by amniotic epithelial cell Allotransplantation. Cell Transplant. 2012;21(11):2377–95.

스포츠에서 줄기세포의 임상적 적용 13

Clinical Applications of Stem Cells in Sports

이 챕터는 인대와 힘줄 손상에 대한 치료에서부터 시작한다. 힘줄 회복 과정과 각 과정에 따른 다양한 조직학적 요소에 대해 간략히 알아보고, 회복 과정에서 type 1, 3 콜라겐의 비율이 어떻게 바뀌는지, 대식세포가 type 1에서 type 2로 바뀌는 과정에서 줄기세포의 역할에 대해 알아본다. 동물 실험을 통해 인대 및 힘줄 회복 과정의 세포 변화를 관찰하고 이는 인간에서의 임상적 이용으로 이어진다. 많지는 않지만, 운동선수에서 발생한 무릎 관절염에서의 줄기세포치료의 효과 또한 언급될 예정이다. 아직까지는 스포츠 영역에서의 줄기세포 치료에 관한 양질의 논문이 많지 않아 메타분석이나 체계적 문헌 고찰은 쉽지 않다.

스포츠의학 영역에서의 줄기세포 치료에 관한 논문은 많지 않고, 대부분이 동물실험에 대한 것이고 인체에서는 무릎 관절염에의 임상적 적용이 대부분이다.

13.1 인대와 힘줄에 대한 줄기세포 치료

Mesenchymal Stem Cell Treatment in Ligament and Tendon

13.1.1 기본 원리 Basic Principle

일반적으로 힘줄이나 인대 손상은 원조직에 비해 구조적 기능적으로 취약한 상처조직으로 회복된다. 힘줄이나 인대는 손상에서 회복될 때 염증(inflammation), 증식(proliferation), 리모델링(remodeling)의 전통적인 3단계의 회복 과정을 겪게 된다. 염증단계에서 중성구와 대식세포(M1, M2), T림프구가 상처조직에 모이게 되고, 증식단계에서 섬유아세포, 내피세포, 대식세포가 축적되어 육아조직을 형성하게 된다. type 3 콜라겐이 type 1에 비해서 많이 모이는데 이는 상대적으로 약한 조직이다[1].

힘줄세포(tenocytes)는 힘줄의 기본 세포단위로 가장 많은 type 1 콜라겐을 포함하여 프로테오글리칸이나 당단백질, type 3 콜라겐, 테나신(tenascin), 피브로넥틴(fibronectin), COMP(cartilage oligomeric matrix protein) 등으로 구성되어 있다. 힘줄 회복 과정에서 type 1 콜라겐에 비해 type 3 콜라겐이 조직에 많이 들어가게 된다[1]. 정상적인 힘줄의 분화과정에서 Type 1 콜라겐 뿐 아니라 biglycan, decorin, fibromodulin, mumican, tenomodulin 등의 프로테오글리칸 단백질이 필수적인데[2], 이 중 biglycan이나 fibromodulin 등은 tendon progenitor cell의 본질을 유지하는데 가장 중요한 요소로 생각되고 있다.

회복에서 리모델링 단계로 갈 때 type 1 콜라겐의 비율이 증가하게 된다. 초기 단계에 염증세포와 사이토카인의 억제를 통해 최대한 원조직과 가깝게 회복을 시킬 수 있다. 줄기세포는 대식세포를 M1(전염증)에서 M2(항염증)로 바꾸는데, M2는 조직 손상의 영역과 염증을 줄이고, M1에 반해 조직의 회복을 도모하게 된다[3]. MEM(MSC educated macrophages)이라 명명한 줄기세포를 통해 프로그램 된 대식세포는 IL-10, 6을 높이고, IL-12, TNF-a를 낮춘다.

쥐의 내측 측부인대 실험에서 Chamberlain등은 표현형은 양에 비례해서 나타난다고 기술하였다[4]. 적은 양의 줄기세포(1 x 10^6)는 많은 양의 줄기세포(4 x 10^6)에 비해 적은 양의 염증을 일으키게 되는데 이는 M1 대식세포가 적기 때문이다. 이 연구에서 전 처리된 줄기세포(항염증 성향으로 : to be more anti-inflammatory)를 이용하여 힘줄을 치료할 때 좀 더 큰 힘을 갖게된 것을 확인할 수 있었다. 대식세포는 주변 환경의 사이토카인에 따라 2가지 표현형으로 바뀌게 된다. 대식세포가 염증성 사이토카인인 IFNγ 나 TNFα에 노출되어 염증형태인 M1 표현형으로 바뀌고, 염증성 사이토카인이나 자유 라디칼을 더 생성하는데 이는 상처조직과 섬유화에 기여할 것으로 생각된다. 하지만 IL-4, 13 등의 항염증성 사이토카인에 노출될 때는 M2로 바뀌어 항염증 성향을 보이고, 항염증 사이토카인인 IL-10, IL-1Ra, TGFβ 등을 분비하며, 이는 재생 역할을 할 것으로 추정된다. 전염증(Pro-inflammatory), 항염증(Anti-inflammatory) 물질들을 그림 13.1에 정리했다.

Chamberlain 등은 줄기세포가 주변분비(paracrine) 기전을 통해 대식세포를 M2 표현형으로 바꾼다는 것을 발견하였다. 또한 CD 14+ 대식세포를 줄기세포와 함께 배양하였을 때 M2 유사 대식세포로 바뀌게 된다는 것을 확인하였다. 가장 최근에 이들은 줄기세포로부터 추출된 세포외 소포(extracellular vesicles)로부터 EEM(Exosome Educated Macrophages)이라 불리는 M2 유사 대식세포를 만들어 내기도 했다. 쥐의 아킬레스 건 파열 모델 실험에서 EEM을 이용했을 때 기계적인 강도가 호전되었으며, 염증이 줄었고, 혈관이 조기에 형성되었다.

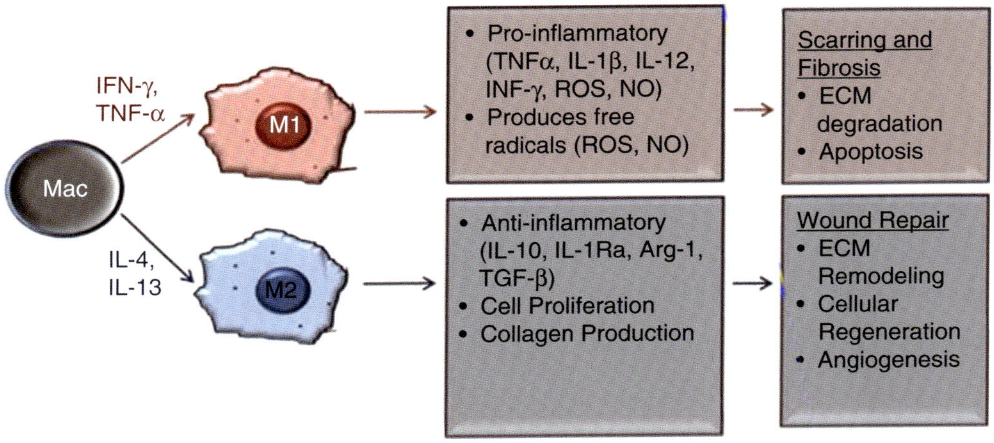

그림 13.1 **중간엽 줄기세포의 전 혹은 항 염증성 속성: Source [4] Creative Commons**

Ouyang 등에 의한 연구에 따르면 동종 골수줄기세포를 쥐의 슬개건에 이식했을 때 8주까지 생존하며 힘줄세포양(tenocyte-like) 세포들을 5주 째까지 분화시킬 수 있는 것을 확인하였다[5].

토끼의 슬개건에 자가 골수줄기세포 치료를 이용한 다른 실험에서는 세포의 숫자와 성숙한 콜라겐 섬유의 증가에 따른 최대 인장강도 및 에너지 밀도의 증가를 관찰할 수 있었다. 하지만 미분화 골수줄기세포를 힘줄에 주사하였을 때 힘줄 속에 딴 곳 골형성(ectopic bone formation)이 발생하였다[6].

쥐의 내측 측부인대 손상에서 전신으로 골수줄기세포를 넣었을 때 국소적인 SDF-1(stromal cell-derived factor-1)의 증가를 관찰할 수 있었다. Shimode 등은 SDF-1은 손상 이후 증가하여 2주째에 가장 높게 나타나며, 전신으로 골수줄기세포를 넣었을 때 회귀율(homing rate)은 손상 후 2~4주째 가장 높게 나타난 것을 확인하였다. 이를 통해 SDF-1이 줄기세포의 회귀에 결정적인 역할을 한다는 것을 증명하였다[7]. Tellier 등은 쥐의 극상근 손상 모델에서 줄기세포와 SDF-1 α를 국소적으로 주사하였을 때 주사하지 않은 것에 비해 항염증 M2 대식세포가 4배 증가한 것과 줄기세포가 3배 증가한 것을 관찰하였다[8].

힘줄 손상에서의 지방유래 줄기세포의 이용은 아직 제한적이다[9].

60 케이스의 슬개건병증의 치료에 피부유래 힘줄양 세포와 자가혈의 이용을 비교해서 실험을 수행하였다. 통증의 정도와 기능은 VISA(Victorian Institute of Sports Assessment) score를 이용하여 체크하였고, 초음파를 이용하여 힘줄의 두께, 신생혈관 형성, 저에코성,

실질내 손상 등을 관찰하였다. 세포 그룹에서 VISA score의 호전과 빠른 회복을 관찰할 수 있었다[10].

힘줄 유래 줄기세포(TDSC-Tendon Derived Stem Cells)는 상대적으로 최근에 분리되었으며 줄기세포와같이 자가복재능(clonogenicity), 자기 재생(self-renewal), 다분화능(multilineage differentiation)을 갖고 있다[11]. Bi 등은 힘줄에 존재하는 줄기세포를 확인하고 이를 TSPCs(Tendon Derived Stem Progenitor Cells)라 명명하였다[12]. TSPCs의 기능은 나이, 질환, 손상에 따라 감소하는 것으로 나타나고 있다. Wang 등은 잘 낫지 않는 외측 상과염에 초음파 유도하 자가 건세포 주사(ATI - autologous tenocyte injection)의 효과를 4.5년차까지 경과 관찰하여 임상적 기능과 MRI에서의 힘줄병증 점수를 확인하였다. 93%의 환자에서 치료에 만족하였으며 MRI에서의 회복을 보여주었다. 이는 case series study이긴 하지만 긴 기간을 관찰한 점, 영상을 통해 확인한 점이 이 연구의 강점이라 할 수 있다[13].

Usuelli등의 연구에서 아킬레스건의 힘줄 내 SVF(stromal vascular fraction) 주사는 안전하고 효과적인 방법으로 밝혀졌다. 이 실험은 RCT로 6개월간 PRP 그룹과 비교하여 경과관찰을 하였다. 두 그룹 모두에서 호전을 보였으며 SVF는 15, 30일째 초기에 상당한 정도의 호전을 보여주어 빠른 경과를 보여주었지만 실험의 후반이 되면서 그 차이는 적어졌다[14].

인간에서의 줄기세포 치료에 대한 Haiko 등의 문헌고찰에서는 증거 수준이 낮다고 하였지만[15], 이 연구에 모든 종류의 논문이 포함되었다는 점에 문제가 있다. 이 중 한 개의 논문만이 무작위 연구이며 3개는 케이스 연구이다. 이들은 4개의 공개된 논문과 3개의 비공개 논문을 포함하였고, 비공개 논문의 세부적인 자료는 갖고 있지 않았다. 논문에서는 지방, 골수를 분리하지 않고, 배양 여부도 구분하지 않았으며, 세포의 숫자에서도 차이가 많았다. 모든 연구에서 호전을 보였으나 논문의 편향이 너무 심하여 증거 수준이 낮다고 결론지었다.

13.2 슬개건병증에의 줄기세포 치료
Mesenchymal Stem Cells in Patellar Tendinopathy

만성적인 슬개건병증 환자 5명에서의 5년간 경과관찰에서 Pascual-Garrido 등은 BM-MNC(Bone marrow mononuclear cells)가 통계학적으로 유의미한 변화를 만들어낸 것을 확인하였다[16].

13.3 관절염에의 줄기세포 치료 Mesenchymal Stem Cells in Osteoarthritis

Hurley등에 의한 체계적 문헌고찰(systematic review)에서 무릎 관절염에의 지방유래줄기세포(ADSC – Adipose-derived stem cells) 치료는 근거 수준이 높지 않다[17]. 여기에 포함된 14개의 연구에서는 PRP, fibrin, PRP + fibrin 과 SVF를 사용하고 있다. 5개의 연구에서는 90% 환자가 만족하였고 지방흡입과 관련된 어떠한 합병증도 없다고 하였다. ADSC와 다른 추출물을 함께 사용하여 교란변수가 있을 수 있다.

Hirotaka 등은 GRADE 접근법을 통한 체계적 문헌 고찰에서 줄기세포치료가 무릎관절염 환자에서 무릎의 통증과 기능을 굉장히 많이 호전시켰다고 보고하였다. 이들은 몇몇 연구에서 줄기세포가 연골의 질을 굉장히 많이 호전시킨다고 하였으나 이러한 근거 수준은 매우 낮다[18].

Munar A등은 무릎 관절염에 대한 골수줄기세포 배양 케이스 연구를 수행하였다. 이 연구에서는 50여명의 환자가 포함되었으며 치료 전후의 MRI를 촬영하였다[19].

장골능에서 수백 ml의 골수를 뽑아서 연구실로 보내어 선별 및 배양을 하였다. 배양은 22일에 걸쳐서 이뤄졌고 113 x 10^9 단핵세포와 40 x 10^6 중간엽세포를 얻었고, 세포를 8 ml의 부유물질(suspension)에 섞어서 관절내로 주사하였다. VAS, Lequesene, WOMAC 점수를 통해 시술 전과 6, 12개월 이후의 결과를 평가하였으며, 세포의 생존은 Neubauer 카메라를 통해 확인하였고 85%정도로 확인되었다. 연골의 평가는 MRI에서 T2 mapping average values를 통해 이뤄졌다. 슬개골과 대퇴골, 경골 고원부의 88개 부분을 포함하여 각각 부분의 T2 relaxation times의 평균값을 구해 평가하였으고, PCI(Poor Cartilage index)는 T2값이 50 ms를 넘을 때로 계산되었다. PCI 값이 100일 때가 가장 좋지 않은 정도, 5에 가까울 때가 건강할 때로 정의했다. 이들은 PCI 값이 주사 이후 25에서 5정도로 낮아졌다는 것을 발견하였고, 이러한 PC 값의 감소는 74% 환자에서 관찰되었다[19].

핵심 요약 Key points

- 힘줄 회복은 전통적으로 3단계에 걸쳐 이뤄진다.
- 힘줄세포는 힘줄의 기본 세포단위로 type I 콜라겐이 주를 이룬다.
- 회복의 초기에는 type 3 콜라겐이 1에 비해 많으나 회복이 진행되며 type 1이 주가 된다.
- 줄기세포는 대식세포를 전염증기(M1)에서 항염증기(M2) 발현형으로 바꿀 수 있다.
- 쥐 실험에서 표현형 반응은 양에 비례해서 나타났으며, 적은 양의 줄기세포에서(M1의

양이 적어) 염증 효과를 적게 나타냈고, 줄기세포로 치료된 힘줄의 강도가 높게 나타났다.

- 힘줄치료에 있어서 지방유래줄기세포의 근거 수준은 낮다.
- 인체에서의 힘줄치료에 있어 줄기세포 치료 사용에 대한 체계적 문헌고찰은 고무적이지 않다.
- ADSC의 무릎 관절염에의 사용은 근거수준이 낮다
- 무릎 관절염 치료에의 자가골수세포를 이용한 줄기세포 치료는 유망할 것으로 보인다.

참고문헌

1. Oreffo R, Bennett A, Carr A, Triffitt J. Patients with primary osteoarthritis show no change with ageing in the number of Osteogenic precursors. Scand J Rheumatol. 1998;27:415–24.
2. Liu C, Aschbacher-Smith L, Barthelery N, Dyment N, Butler DL, Wylie C. What we should know before using tissue engineering techniques to repair injured tendons: a developmental biology perspective. Tissue Eng. 2011 Jun;17(ja):165.
3. Chamberlain CS, Clements AEB, Kink JA, Choi U, Baer GS, Halanski MA, et al. Extracellular vesicle-educated macrophages promote early Achilles tendon healing. Stem Cells. 2019 May;37(5):652–62. References 120
4. Chamberlain CS, Saether EE, Aktas E, Vanderby R. Mesenchymal stem cell therapy on tendon/ligament healing. J Cytokine Biol. 2017 May;2(1):112.
5. Ouyang HW, Goh JCH, Lee EH. Viability of allogeneic bone marrow stromal cells following local delivery into patella tendon in rabbit model. Cell Transplant. 2004 Sep;13(6):649.
6. Awad HA, Butler DL, Boivin GP, Smith FN, Malaviya P, Huibregtse B, et al. Autologous Mesenchymal stem cell-mediated repair of tendon. Tissue Eng. 1999 Jun;5(3):267–77.
7. Shimode K, Iwasaki N, Majima T, Funakoshi T, Sawaguchi N, Onodera T, et al. Local Upregulation of stromal cell–derived Factor-1 after ligament injuries enhances homing rate of bone marrow stromal cells in rats. Tissue Eng A. 2009 Aug 1;15(8):2277–84.
8. Tellier L, Krieger J, Brimeyer A, Coogan A, Falis A, Rinker T, et al. Localized SDF-1α delivery increases pro-healing bone marrow-derived cells in the supraspinatus muscle following severe rotator cuff injury. Regen Eng Transl Med. 2018 Jun;4(2):92–103.
9. Obaid H, Connell D. Cell therapy in tendon disorders. Am J Sports Med. 2010 Oct;38(10):2123–32.
10. Clarke AW, Alyas F, Morris T, Robertson CJ, Bell J, Connell DA. Skin-derived Tenocyte-like cells for the treatment of patellar Tendinopathy. Am J Sports Med. 2011 Mar;39(3):614–23.
11. Lui P, Chan K. Tendon-derived stem cells (TDSCs): from basic science to potential roles in tendon pathology and tissue engineering applications. Stem Cell Rev Rep. 2011 Nov;7(4):883–97.
12. Li L, Inkson CA, Seo B, Zhang L, Young MF, Shi S, et al. Identification of tendon stem/progenitor cells and the role of the extracellular matrix in their niche. Nat Med. 2007 Oct;13(10):1219–27.

13. Wang A, Mackie K, Breidahl W, Wang T, Zheng MH. Evidence for the durability of autologous Tenocyte injection for treatment of chronic resistant lateral Epicondylitis. Am J Sports Med. 2015 Jul;43(7):1775–83.
14. Usuelli F, Grassi M, Maccario C, Vigano M, Lanfranchi L, Alfieri Montrasio U, et al. Intratendinous adipose-derived stromal vascular fraction (SVF) injection provides a safe, efficacious treatment for Achilles tendinopathy: results of a randomized controlled clinical trial at a 6-month follow-up. Knee Surg Sports Traumatol Arthrosc. 2018 Jul;26(7):2000–10.
15. Pas HIMFL, Moen MH, Haisma HJ, Winters M. No evidence for the use of stem cell therapy for tendon disorders: a systematic review. Br J Sports Med. 2017;51(13):996–1002.
16. Cecilia P-G, Rolón A, A. Makino. Treatment of chronic patellar Tendinopathy with autologous bone marrow stem cells: a 5-year-Followup. Stem Cells Int. 2012;2012:953510–5.
17. Hurley E, Yasui Y, Gianakos A, Seow D, Shimozono Y, Kerkhoffs G, et al. Limited evidence for adipose-derived stem cell therapy on the treatment of osteoarthritis. Knee Surg Sports Traumatol Arthrosc. 2018 Nov;26(11):3499–507.
18. Iijima H, Isho T, Kuroki H, Takahashi M, Aoyama T. Effectiveness of mesenchymal stem cells for treating patients with knee osteoarthritis: a meta-analysis toward the establishment of effective regenerative rehabilitation. NPJ Regen Med. 2018;3(1):15–3.
19. Munar A, Soler Rich R. Treatment of knee osteoarthritis with autologous expanded bone marrow Mesenchymal stem cells: 50 cases clinical and MRI results at one year follow-up. J Stem Cell Res Therapy. 2015;5(6):285–91.

재생주사치료 후의 재활치료 14

Rehabilitation After Regenerative Injection procedures

이 챕터에서는 PRP를 중심으로 줄기세포에 이르기까지의 재생주사치료 후의 재활치료에 대한 개괄적인 내용을 다루고 있다. 치료 후의 재활은 운동선수들의 조기 복귀에 필수적인 과정으로 재부상의 위험성을 줄이고, 완전한 기능의 회복을 도모한다. 재생주사치료 후의 재활치료는 가장 중요한 과정으로 따로 분리하여 "재생 재활치료(Regenerative Rehabilitation)"으로 명명한다. 재생재활치료는 줄기세포의 분화에 있어서 mechanotransduction의 중요성과 그 결을 같이한다. 무릎 관절염에 재생주사치료 이후 단계적인 재활치료와 슬개건병증에의 PRP 치료 이후 2가지 재활치료를 비교해서 설명하였다. 저자들은 골수 및 지방줄기세포치료 이후 재활에 대한 특이할 만한 논문은 찾지 못하였다.

재생치료의 이점을 최대한 얻기 위해서는 치료 이후 구조적인 재활 프로그램이 필수적이다.

부상이나 통증이 지속되는 환자들은 대부분의 경우 재생주사치료의 대상자에 해당한다. 통증이 근육의 기능을 막기 때문에 근기능의 손실과 근력저하가 동반되어 있으며, 이러한 많은 환자들에서 근력저하와 동반된 고유감각 저하가 관찰된다. 근골격계 질환에서 모든 재생주사치료는 재활치료가 동반되어서 진행되어야 한다.

재활치료는 재생의학과 밀접한 연관성을 갖고 있기에 이에 기인하여 "재생 재활(Regenerative Rehabilitation)"이라는 단어를 만들게 되었다.

이의 정의는 "재생의학과 재활의학 영역에서의 원리와 접근법의 시너지적인 통합을 의미하며, 이상적인 형태와 기능을 얻고 환자의 독립성을 얻는 것을 목표로 한다"[1].

재생의학 혹은 재활의학적 접근법을 통해 조직 구조의 회복, 장기 기능의 향상, 장애의 감소나 삶의 질의 향상을 얻을 수 있다. 하지만 두 접근법의 시너지적인 조합을 통해 개개의 기능적 결과를 최적화 혹은 최대화할 수 있다[1].

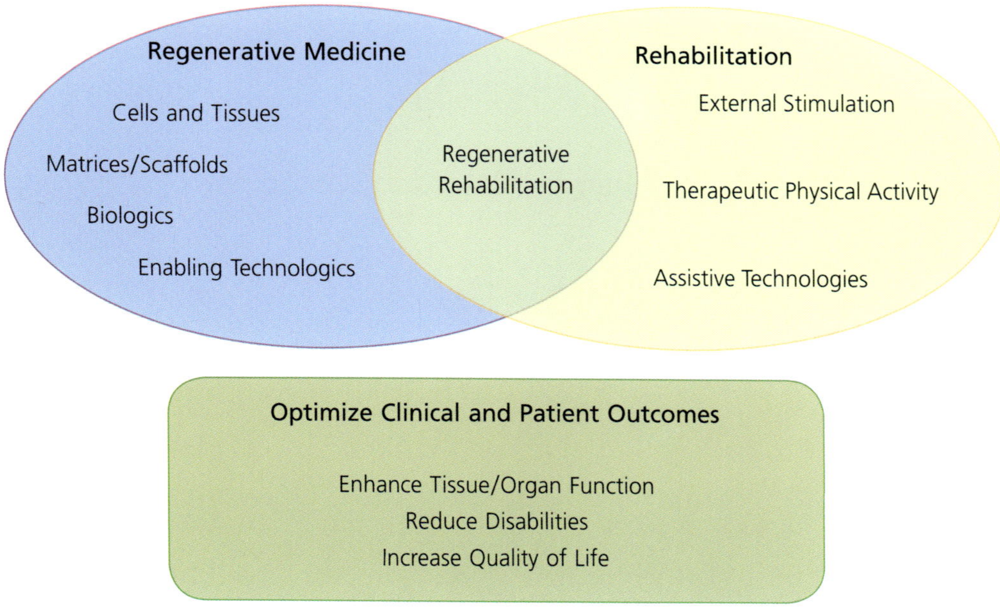

그림 14.1 **재생 재활(Regenerative Rehabilitation) : adapted from [1] with permission**

재생 재활의학적 전략은 활동에 기인한 가소성, 운동의 양, 전기적인 자극, 고유감각 재활, 스포츠에 특화된 운동과 지구력을 쌓는 방법 등이 있다. 각각, 모든 영역에서의 제한점이 있기 때문에 재생의학적 테크닉을 임상에 적용할 때 이를 고려해야 한다. 재활영역에서의 주 영역은 기능용량(functional capacities). 환자와 의사의 목표, 관절운동각도, 감각, 통증 등으로 간주된다(그림 14.1)

Mechanotransduction 원리를 재생의학에 적용하는 것은 더욱 좋은 결과를 얻기 위한 유용한 방편이다. 줄기세포와 국소적인 미세환경 사이에서 기계적인 신호 교환이 있고, 이를 통해 세포의 운명과 행동양식, 발전 방향 등이 바뀌게 된다. 기계적인 자극은 장기의 발달과 태아발달에서의 형태화와 관련이 있다는 것이 밝혀졌으며, 기계적인 신호는 줄기세포의 분화에 있어 중요한 역할을 하고, 기계적 혹은 물리적 신호는 성인 세포의 기능을 유지하는데 중요한 역할을 한다[2].

Mechanotransduction은 내부 혹은 외부에서 올 수 있다. 세포내에서 발생하는 내부적인 힘은 cell-generated force라고 일컫는다. 이러한 힘은 세포와 세포 사이에서 junction receptor를 통해 혹은 extracellular matrix ligands의 견인을 통해 전달된다. 외부적인 힘들은 외부에서 세포로 전단력, 압박력, 긴장력 등을 통해 전달된다. 세포골격(Cytoskeleton)은 이러한 힘을 세포막 단백질에서 핵으로 전달하며 이는 유전자의 발현과 세포의 행동 양식에 영향을 미친다[2].

인간의 연골세포는 기계적인 자극에 영향을 받는다. 관절연골의 미세환경에 기계적인 특성은 정수압, 전단력, 압박력 등을 통해 줄기세포가 연골세포로 분화하게 만든다[3]. 기계적인 자극 외에 국소적인 생체전위(bioelectrical) 신호가 세포에 영향을 미친다. 전기자극은 세포 내부에 전류의 흐름을 통해 세포의 이동을 촉진하고 이는 임상적으로 신경막 재생, 신경재생, 피부 상처 회복을 촉진한다[3] (그림 14.2).

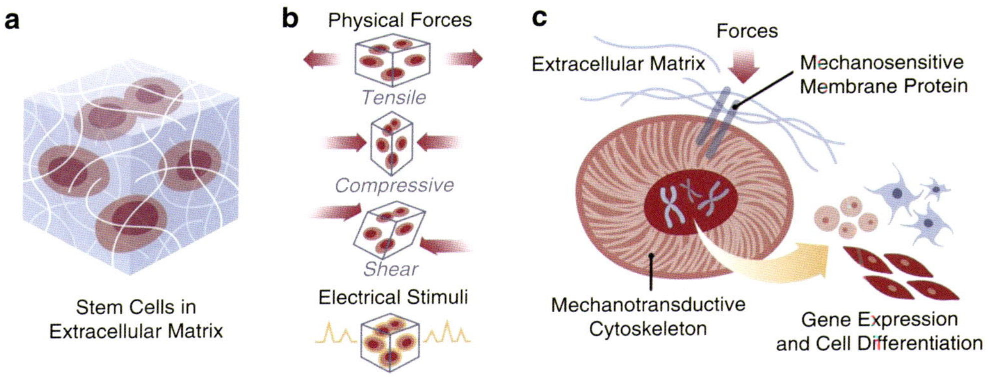

그림 14.2 **Mechanotransduction이 세포의 분화를 유도하는 모습의 도식도** : adapted from [3] with permission

(a) 줄기세포가 국소적인 환경과, 생물리학적 압력을 주는 세포외 기질에 둘러싸여 있다. (b) 생물리학적 압력은 물리적인 자극(장력, 압박력, 전단력)과 신경 세포와 국소적인 필드로부터의 전기자극이다. (c) 세포는 세포막에서 핵으로 세포골격을 통해 신호를 전달해서 유전자 발현과 세포 분화에 영향을 미친다.

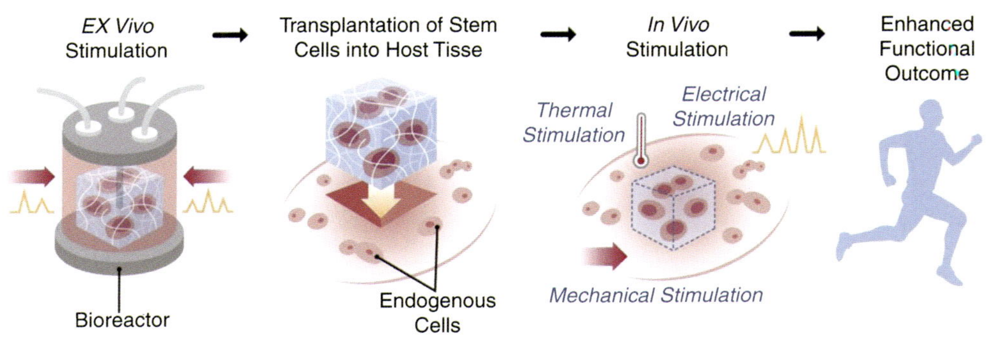

그림 14.3 **재활치료가 mechanotransduction을 자극하여 기능을 회복시키는 것에 대한 도식도** : adapted from [3] with permission

운동처방 등의 방법을 통한 재활치료 원칙은 조직과 관절에 부하를 가하는 것으로, 스트레칭을 통한 장력, 관절운동, 견인력, 전기치료를 통한 전기자극, 초음파를 이용한 압박, 이완(rarefaction), 열 발생 등이 포함된다. 이러한 치료들은 내장, 신경근육계, 신경계, 근골격계 손상이후 기능적 결과를 회복시키는데 효과적이다[3]. 생물물리학적 원칙에 입각하여, 줄기세포를 체외에서 처리한 후 효과적인 이식을 할 수 있다. 재활치료를 통해 인체 내에서 이식된 세포와 숙주 환경을 줄기세포의 성장 및 분화에 최적화시켜 좋은 결과를 얻을 수 있다. 운동과 스트레칭을 통한 재활 접근법을 통해 기계적인 자극을 만들고, 경피성 전기 자극 등을 통해 전기적 자극을 만들고, 열과 냉기를 통해 열 자극을 만들 수 있다(그림 14.3).

재활의학과 같이 재생의학 치료는 한 장기에 국한되지 않는다. 재활의 목표는 환자의 문제에 대한 회복 가능성을 고려한 기능의 회복이며, 재생의학의 목표는 현미경 수준에서 세포 재생을 통해 기능을 조기에 회복시키기 위해 노력하는 것이다.

재활의학과 재생의학은 상호 보완적이며, 두 학문이 함께 섞여서 스포츠인들의 기능적인 회복을 용이하게 한다.

다양한 스포츠 영역에서 최근과 같이 재생의학을 사용하는 것에 반해서 이의 기반이 되는 과학적인 문헌은 충분치 않다. 무릎 관절염에 대한 많은 연구가 이뤄졌지만, 스포츠인들이 조기 관절염을 갖고 있는 경우는 흔치 않다. 대부분의 스포츠인들은 스포츠 손상 후의 결과 혹은 선수생활 은퇴 후에 이를 겪게 된다(역주 – 반월상연골판 파열 및 십자인대 손상 이후 관절염의 발생빈도가 높다). 관절염과 재생의학에 대한 연구는 방대하며 여기에 모두 싣는 것은 적절치 않다.

무릎 관절염에서 재생주사를 준 이후 재활치료 프로토콜(표 14.1)

14.1 슬개건병증에서 PRP 치료 이후의 재활치료

Rehabilitation After Platelet Rich Plasma Injection for Patellar Tendinopathy

슬개건병증에서 PRP 주사 이후의 재활치료에 대한 단순화된 재활치료 프로토콜은 Mauntner 등의 논문에 기술되어 있다[5].

이 프로토콜에서 재활치료는 3단계에 걸쳐 이뤄진다(표 14.2).

Kaux JF 등에 의한 review article에서 만성 슬개건병증에 대한 재활치료 프로토콜은 PRP치료 이후 52주까지로 이뤄진다. 세부적인 프로그램은 아래와 같다.

표 14.1 **무릎 관절염에 재생주사치료 이후의 재활 프로토콜; adapted with permission[4]**

	0~3일차(치료 직후)	치료 후 3~14일	치료 후 2~4주	치료 후 5~10주
목표	치료 받은 부위를 보호하고, 필요한 경우 통증관리가 필요. 견딜만한 가동범위(ROM)를 확인. 무릎 관절염 관리 및 체중관리에 대한 교육 필요. 관절의 움직임 개선.	국소부위 혈액순환 개선 필요. 운동을 통해 조직의 재활을 도모. 근육의 강도와 지구력을 향상시킨다. 관절 가동역(ROM)의 끝까지 운동. 필요한 경우 체중관리에 대한 교육이 필요. 주의 : 쪼그려 앉기, 무릎 비틀기, 무릎 꿇기, 땅에 발을 디딘채로 무릎관절 끝까지 굴곡하기	근육의 강도를 향상시키고 지구력에 대한 운동 필요. 평탄한 지면에서 발을 디딘채 혹은 발을 지면에서 땐채로 균형잡기 및 고유감각수용기의 기능 확인(눈을 감고). 무릎 관절염 관리 및 체중관리에 대한 교육 필요. 물속에서 하는 재활이 필요.	근육의 강도를 향상시키고 지구력에 대한 운동 필요. 평탄하지 않은 지면에서 발을 디딘채 혹은 발을 지면에서 땐채로 균형잡기 및 고유감각수용기의 기능 확인(눈을 감고). 무릎 관절염 관리 및 체중관리에 대한 교육 필요. 주의: 갑작스런 움직임을 피한다.

(continued)

표 14.1 continued

	0~3일차(치료 직후)	치료 후 3~14일	치료 후 2~4주	치료 후 5~10주
주의	통증을 유발하는 모든 움직임	체중싣기와 운동		
치료에 대한 제안	관절과 연부조직에 대한 수동적인 모빌리제이션(mobilization) 부드럽고 능동적인 가동범위(ROM) 개선 운동 붓기 개선을 위해 림프 순환을 돕는 도수 치료 치료한 부위 위 혹은 아래의 등척성(isometric) 운동 관절 가동역이 제한되거나 통증을 유발하는 경우 보호대가 필요할 수도 있다. 통증 조절이 필요한 경우 전기적 치료: LLLT(저준위 레이져 치료), TENS, IFC 해당 부위 근처의 침치료.	관절과 연부조직에 대한 수동적인 모빌리제이션(mobilization) 점진적으로 강도를 증가시키면서 능동적 가동역 개선 운동을 시행. 점진적으로 강도를 증가시키면서 등척성(isometric) 운동을 해당 부위 위와 아래(코어 근육, 고관절, 무릎 강화)에서 시행한다. 통증 조절이 필요한 경우 전기적 치료 : LLLT(저준위 레이져 치료), TENS, IFC 해당 부위 근처의 침치료. 스쿼트와 함께 전신 흔들기 운동(WBV: 35–40 Hz 60초 흔들기 60초 인터발) 물에서 운동–전신의 움직임(워밍업, 스트레칭, 유연성 동작, 쿨다운), 체중부하 러닝머신	점진적으로 강도를 증가시키면서 능동적 가동역 개선 운동 및 스트레칭을 시행. 코어 근육, 고관절, 무릎 관절의 강화 운동 + 신장성(eccentric) 운동 쎄라 밴드(Thera band)의 저항하에 다이나믹한 운동 고유감각적, 근신경학적 안정성 유지 운동 통증 조절이 필요한 경우 전기적 치료 : LLLT(저 준위 레이져 치료), TENS, IFC 무게 부하를 가한 정적인 운동을 시작한다.(wall squat holds, leg press holds, mini squat holds, 등) 해당 부위 근위부에 커프를 차고 BFRT 스쿼트[4세트(30, 15, 15, 15회 반복)]와 함께 전신 흔들기 운동(WBV: 35–40 Hz 60초 흔들기 60초 인터발) 물에서 운동–이전 단계보다 시간과 강도를 높여서 시행.	• 점진적으로 강도를 증가시키면서 능동적 가동역 개선 운동 및 스트레칭을 시행. • leg press, squats, step up/down 등과 같은 발을 지면에 붙이고 하는 운동들 • 계속적인 코어 근육, 고관절, 무릎 관절의 강화 운동 • 고강도 저항 운동 • 무기를 가한 여러방향으로의 신장성(eccentric) 및 수축성(concentric) 운동 • 통증 조절이 필요한 경우 전기적 치료: LLLT(저준위 레이져 치료), TENS, IFC 해당 부위 최대한으로의 근위부에 커프를 차고 BFRT 스쿼트(4세트(30, 15, 15, 15회 반복))와 함께 전신 흔들기 운동(WBV: 35–40 Hz 60초 흔들기 60초 인터발) 물에서 운동–이전 단계보다 시간과 강도를 높여서 시행. 무게 부하를 점진적으로 늘려가는 무릎 관절 굴곡 운동을 시작한다. 통증과 붓기가 조절되고 관절가동역이 유지되어야 한다. 여러방향으로 통증 없이 움직임이 가능하고 근신경학적 조절이 잘되어야 한다.

(continued)

심혈관계 운동	없음	싸이클, 수영, 저단위 유산소 운동, 주당 150분 운동을 목표로 10분씩 누적해서 운동량을 늘려갈 필요가 있다.		
개선 기준	통증과 붓기가 조절되고, 관절 가동역이 유지되는 경우	통증과 붓기가 조절되고, 관절 가동역이 유지되는 경우와 함께 보행이 정상적인 경우	통증과 붓기가 조절되고, 관절 가동역이 유지되는 경우와 함께 근육 검사에서 통증이 없는 경우	통증과 붓기가 조절되고, 관절 가동역이 유지되는 경우와 함께 여러 방향으로 통증 없이 움직이이 가능.

만약 통증이 증가하는 경우 통증이 조절되고 기능이 회복 될 때까지 이전 단계로 이동할 필요가 있다.

표 14.2 무릎 슬개건증에 PRP주사 치료의 재활 프로토콜; adapted with permission[5]

단계	경과 시간	제한	재활
1단계: 조직 보호	0–3일	하지 시술 이후에는 특히나 통증이 있는 경우에는 더욱더 체중 부하를 하지 않는 것을 고려해야한다. NSAIDs를 피하고 제한적으로 아이싱을 한다.	휴식을 취하는 것이 좋다. 활동을 해야한다면 견딜만한 부하만 주도록한다.: 무거운 부하는 최대한 피한다. 부드럽게 능동 가동역 재활을 시행한다.
2단계: 조기 조직 치유, 콜라겐 축적	4–14일	보호용구 없이 전체 체중이 실리도록 시도한다. NSAIDs는 피한다.	해당 힘줄을 자극할 수 있는 가벼운 운동 ; 치료한 힘줄에 부하가 가지 않는 유산소 운동. 부드러운 다소 장시간의 스트레칭. 주변부 운동 치료를 시작하고, 엉덩이와 코어 근육 강화 또한 시작한다.
	2–6주	신장성(eccentric) 운동과 NSAIDs, 얼음찜질 등은 피한다.	체중 부하를 준 운동, 통증정도가 3/10이하의 반복적 등척성(isometric) 운동을 지면에 발을 땐 채(OKC) 진행한다. 동적인 스트레칭.
3단계: 콜라겐 강화	6–12주		통증정도가 3/10이하의 신장성(eccentric) 운동을 15회씩 2세트 시행한다. 지면에 발을 디딘 채(CKC) 운동을 시행한다. 특정한 고유감각수용기를 자극하는 운동을 시작한다. 통증정도가 3/10이하로 유지되는 경우 체중부하를 가한 채 운동을 더욱 진행시킨다.
	3개월 이상	75% 이상의 호전이 없다면 한 번 더 치료를 시행하여 1단계로 돌아가서 관리를 시작한다.	통증이 허락하는 한도까지 부하를 더욱 걸어 운동해 본다.

PRP이후 첫째 주, 환자들은 적절한 휴식을 취하면서 냉각치료를 하며 통증이 심할 때 진통제를 복용한다. NSAIDs는 혈소판의 기능을 저해하기 때문에 사용하지 않는 것이 좋다. 환자들은 일상생활에 평소와 같이 참여할 것을 권장한다.

둘째 주, 등척성 운동(isometric exercises)을 15회 반복 3세션을 하며, 무릎을 45도까지 굽히는 신장성 운동을 15회 반복 3세션을 주 3회 권장한다. 전기근육자극요법, 대퇴사두근 스트레칭, 냉각치료를 포함한다(역주 - 전기근육자극요법, 대퇴사두근 스트레칭, 냉각치료는 이후 계속 반복해서 진행한다).

셋째 주, 등척성 강화운동 및 신장성 운동을 3 세션에서 5세션으로 늘리며, 저 강도 사이클 운동을 10분간 한다.

넷째 주, 사이클 운동의 시간과 강도는 같게 유지한다. 등척성 강화운동은 5세션 20회 반복으로, 신장성 운동은 무릎 굴곡각도를 45도에서 60도로, 3세션 15회 반복으로 올린다.

다섯째 주, 사이클 운동의 강도를 중등도 저항성으로 10분간 진행한다. 다른 치료에 병행하여 고유감각운동(proprioception)이 추가된다. 신장성 운동은 3세션에서 5 세션으로 올린다.

여섯째 주, 신장성 운동에서 무릎 굴곡각도를 90도로 늘리며, 세션을 3회로 줄인다.

일곱째 주, 사이클의 강도를 고도 저항성으로 10분 진행한다. 신장성 운동은 25도 경사에서(inclined plane of 25 degrees) 60도 굴곡으로 3 세션 20회 반복한다. 등척성 운동은 이전과 같이 진행한다(7주차까지는 물리치료사의 관리 감독하에 운동한다).

8~12주째, 신장성 운동의 강도를 3세션에서 5세션으로 늘리며, 물리치료사의 감독하에서 하지 않아도 되며, 테이핑이나 보조기를 착용한 채로 운동 복귀를 시작한다(re-athletisation). 사두근 강화 및 스트레칭, 냉각치료는 병행한다.

13주째, 52주째까지 현재의 치료를 이어나가며, 경사면에서 신장성 운동을 90도까지 20회반복으로 5 세션을 주 2회 진행한다. 운동은 준비운동 후 테이핑이나 보조기를 착용한 후 진행한다. 사두근 스트레칭과 냉각치료는 지속해서 진행한다[6] (표 14.3)

표 14.3 무릎 만성슬개건증에 PRP주사 치료 이후의 재활 프로토콜; Adapted from [6]

주사 후 주수	재활		
			새로운 추가사항/ 이전 주로 부터의 변화 사항
1주	냉각치료(Cryotherapy)	일상생활보다 더욱 안정을 취하도록 하고, 통증이 있는 경우 NSAIDS가 아닌 진통제를 복용한다.	
2주	냉각치료(Cryotherapy), 전기자극요법, 대퇴사두근 스트레칭	대퇴사두근 등척성(isometric) 강화 운동: 15회씩 3회 반복 시행 신장성(eccentric) 운동(무릎 굴곡은 45도): 15회씩 3회 반복 시행 위 운동을 주 3회씩 시행한다.	대퇴사두근 등척성(isometric) 강화 운동: 15회씩 3회 반복 시행 신장성(eccentric) 운동(무릎 밴드로 45도): 15회씩 3회 반복 시행 위 운동을 주 3회씩 시행한다. 전기자극요법과 대퇴사두근 스트레칭
3주	냉각치료(Cryotherapy), 전기자극요법, 대퇴사두근 스트레칭	대퇴사두근 등척성(isometric) 강화 운동: 15회씩 5회 반복 시행 신장성(eccentric) 운동(무릎 굴곡은 45도): 15회씩 5회 반복 시행 위 운동을 주 3회씩 시행한다. 저항을 낮게 건 싸이클 운동 10분.	저항을 낮게 건 싸이클 운동 10분. 운동의 반복 횟수를 3회에서 5회로 늘림.
4주	냉각치료(Cryotherapy), 전기자극요법, 대퇴사두근 스트레칭	대퇴사두근 등척성(isometric) 강화 운동: 20회씩 5회 반복 시행 신장성(eccentric) 운동(무릎 굴곡은 60도): 20회씩 3회 반복 시행 위 운동을 주 3회씩 시행한다. 저항을 낮게 건 싸이클 운동 10분.	운동 횟수를 20회 반복으로 늘림. 무릎의 굴곡을 60도로 증가 시킴.
5주	냉각치료(Cryotherapy), 전기자극요법, 대퇴사두근 스트레칭	대퇴사두근 등척성(isometric) 강화 운동: 20회씩 5회 반복 시행 신장성(eccentric) 운동(무릎 굴곡은 60도): 20회씩 5회 반복 시행 위 운동을 주 3회씩 시행한다. 저항을 중등도로 걸고 싸이클 운동 10분.	고유감각수용기 운동. 싸이클의 저항을 중등도로 증가 시킴.

(continued)

표 14.3 **계속**

주사후 주수	재활		
			새로운 추가사항/ 이전 주로부터의 변화 사항
6주	냉각치료(Cryotherapy), 전기자극요법, 대퇴사두근 스트레칭	대퇴사두근 등척성(isometric) 강화 운동: 20회씩 5회 반복 시행 신장성(eccentric) 운동(무릎 굴곡은 90도): 20회씩 5회 반복 시행 위 운동을 주 3회씩 시행한다. 저항을 중등도로 걸고 싸이클 운동 10분.	무릎의 굴곡을 90도로 증가시킴.
7주	냉각치료(Cryotherapy), 전기자극요법, 대퇴사두근 스트레칭	대퇴사두근 등척성(isometric) 강화 운동: 20회씩 5회 반복 시행 25도 위로 기울어진 면에서 신장성(eccentric) 운동(무릎 굴곡은 60도): 20회씩 3회 반복 시행 위 운동을 주 3회씩 시행한다. 저항을 높게 걸고 싸이클 운동 10분.	신장성(eccentric) 운동을 경사면에서 무릎은 덜구부린 채 시행하고 횟수도 줄인다. 싸이클의 저항을 더욱 증가시킴.
8~12주	냉각치료(Cryotherapy), 대퇴사두근 스트레칭	대퇴사두근 등척성(isometric) 강화 운동과 신장성(eccentric) 운동(무릎 굴곡은 60도)을 25도 아래로 기울어진 지면에서 시행: 20회씩 3회 반복 시행 위 운동을 주 3회씩 물리치료사의 감독 없이 시행한다. 슬개골 테이핑 혹은 다른 보조기를 찬 채 스포츠의 기능적 측면만 시행한다.	신장성(eccentric) 운동을 아래로 기울어진 경사면에서 시행. 이 운동을 물리치료사 없이 시행. 슬개골 테이핑 혹은 다른 보조기를 찬 채 스포츠의 기능적 측면만 시행한다. 전기자극요법과 싸이클은 중단한다.
13~52주	냉각치료(Cryotherapy), 대퇴사두근 스트레칭	25도 위로 기울어진 면에서 신장성(eccentric) 운동(무릎 굴곡은 90도): 20회씩 5회 반복 시행 위 운동을 주 2회씩 물리치료사의 감독 없이 시행한다. 슬개골 테이핑 혹은 다른 보조기를 찬 채 스포츠를 시행한다.	25도 위로 기울어진 면에서 신장성(eccentric) 운동(무릎 굴곡은 90도): 20회씩 5회 반복 시행 위 운동을 주 2회씩 시행 슬개골 테이핑 혹은 다른 보조기를 찬 채 워밍업 이후 스포츠를 시행한다.

M van Ark et al 등[7]의 슬개건병증에 PRP 주시 이후 재활 프로토콜은 5단계로 이뤄진다. 1단계는 염증 및 증식기로 2주간 지속되며, 2단계는 증식기로 2~5주간, 3단계는 리모델링 단계로 5~6주까지 지속되며, 7~8주는 통합기, 5단계는 8주이후 스포츠에 최적화된 프로토콜로 이뤄진다. 세부적인 내용은 표 14.4에 기술되어 있다.

표 14.4 무릎 슬개건증에 PRP주사 치료 이후 단계별 재활; From [7] with permission

Phase 1 – 염증/신장기(0–2주)
환자에게 휴식과 저부하 권고(주 1회 PT)
1–3일 고지 및 권고
• 휴식
• 저강도 부하(2개의 크러치를 이용한 보행)
• 통증 감소(냉각치료)
4–7일 고지 및 권고
• 필요시 사두근 등척성 운동을 동반한 관절 가동능 최적화
• VAS<50 범위에서 일상생활 능력 증대
7–14일 운동
• 비부하 사이클링을 이용한 무릎 굴곡, 신전운동의 최적화
• 보행 : 크러치를 이용하지 않은 100% 부하 보행
• 가정 운동 프로그램 : 대퇴사두근 등척성 운동, 능동성 하지 직거상, 측와위에서 외전(일 2회, 3 x 20회 반복, 30–60초 휴식)
VAS 통증 점수가 50이 넘지 않은 상태로 운동 및 일상생활을 영위한다
Phase 2 – 신장기(2–4주)
역동적이고 활동적인 운동(1 x 2주 PT)
• 고강도 사이클(부하 증량), 목표 : 20–30분
• 가정 운동 프로그램:
– 스쿼트, 종아리 신전, 팔을 흔들며 단 하지 스쿼트, 측와위 외전, 홈 트레이너에서의 사이클링(3 x 20회, 30–60초 휴식)
– 운동은 정상 관절 가동능에서 수행한다
– 협조(coordination) 및 근력에 중점을 둔 닫힌 체인 운동(CKC), 안정성은 아직 주가 아니다.
– VAS<50에서의 운동을 진행하나 운동을 진행한 후 통증은 감소해야 한다

(continued)

Phase 3 – 리모델링(5–6주)
능동성 운동의 확장(주 2회 PT)
• 신장성(eccentric) 운동을 프로그램에 포함시킨다.
가정 운동 프로그램(물리치료사의 감독 없는 상태로 진행) : 25' 기울어진 보드에서(decline board)주 2회 단하지 스쿼트
• 하지의 부하능을 향상시키기 위한 다양한 운동(근력 강화), 가정 준비운동, 코어 강화 운동, 런지, 측와위 외전, 스쿼트, 스텝 다운(3 x 15회 반복, 휴식 30초)
• 통합적 코어강화 운동(예 : 엎드린 상태에서 브릿지, 사이드 브릿지)
VAS<50 범위에서 통증이 증가하는 것은 괜찮으나 48시간 이후에는 사라져야 하며, 개방 체인(open chain)에서 하지 신전이 이뤄지면 안된다.
Phase 4 – 통합(7–8주)
%1RM, 3 x 8–15반복, 휴식 30초, 근육을 키우는 것을 목표로 운동(주 2회 PT)
• 매일 신장성 운동(eccentric)(일 2회, 3x 20회 반복)
• 강도와 난이도를 높이면서 달리고, 걷기(인터벌 걷기/조깅, 다양한 방향으로 바꿔서 진행, 가속/감속 달리기)
• 난이도를 높이는 점프 운동(잘 조절된 착지가 중요하며, 시작은 수직 점프로, 추후 수평 점프로 진행한다)
• 난이도를 높힌 코어 안정화 운동
• 특정 스포츠에 특화된 운동을 최대 강도와 스피드에서 진행
Phase 5 – 특화(8주 이후)
• 매일 신장성 운동(일 2회, 3 x 20회 반복)을 PT 감독하에 12주까지 수행한다
• 스포츠 특화 운동으로 진행(예를 들면 plyometric, a–lactic, multidirectional running, acceleration and deceleration)

14.2 운동으로의 복귀 결정 Return to Play Decisions

치료 후 운동으로의 복귀 결정은 단순하지 않고, 여러 인자의 영향을 받는다. 같은 질환이라도 여러가지 종목에서 각각의 선수에 적용되는 것에 차이가 있을 수 있다. 같은 종목에서 같은 강도의 운동에 참여하더라도 복귀 결정은 다르다. Creigton, Shrier, Shultz, Meeuwisse, Matheson[8]등에 의한 3단계 RTP(Return To Play) 복귀 모델은 건강 상태, 참여시 위험도, 결정의 수정 3가지를 기반으로 이뤄진다. 첫 번째 단계는 위험도를 평가하는 것인데 이는 건강상태 평가와 참여시 위험도를 포함하여 이뤄진다. 건강상태 평가는 첫 번째 단계로 선수의 의학적인 상태를 평가하는데 이에는 인구학적 요인과 증상, 의학적 과거력,

징후, 검사결과, 기능적 검사, 심리학적 상태를 평가해야하고, 뇌진탕 등의 다른 심각한 의학적 요인들까지 고려해야한다.

두 번째 단계에서 참여 위험성을 평가하는데 스포츠 종류에 따라 내재하는 위험성, 포지션, 우세수, 경쟁수준, 보호할 수 있는 능력도 평가 기준에 넣어야 한다.

세 번째 단계이자 마지막 단계에서는 시즌과 타이밍, 선수가 느끼는 압박감과 팀의 상황과 법적인 문제를 고려해서 결정해야 한다(그림 14.4).

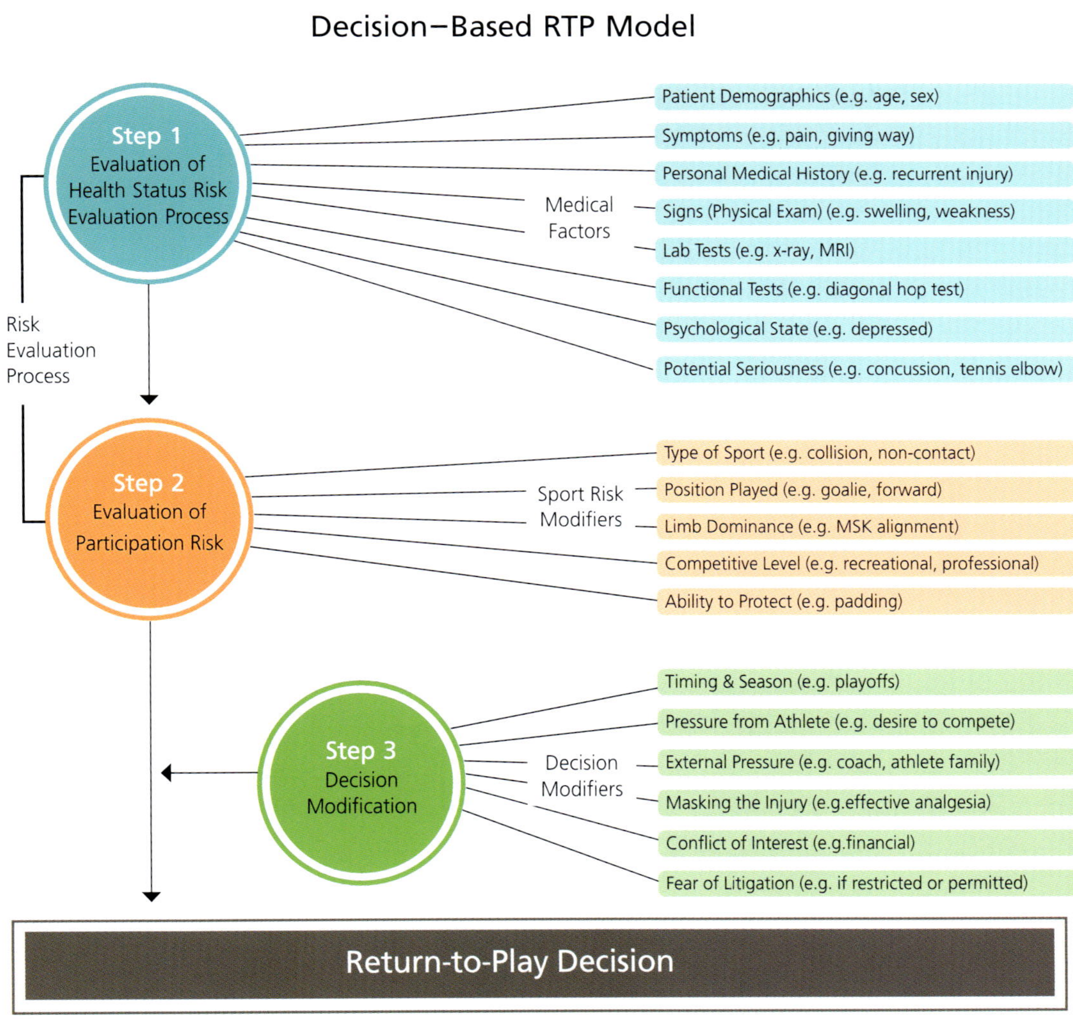

그림 14.4 운동으로의 복귀 결정; Adapted from [8] with permission

핵심 요약 Key points

- 재생 재활은 새로운 영역이다.
- 재생의학과 재활의학은 상호보완적이다.
- Mechanotransduction은 줄기세포의 분화에 중요한 요소이다.
- 재생 재활은 운동선수의 기능적 회복을 돕는다.
- 무릎 관절염 치료에서 재생주사 이후 재활 프로토콜은 10주까지 이뤄진다.
- 슬개건병증에의 PRP 치료 이후 재활 프로토콜은 기간에 따라 다르다 : Mauntner 등은 3 phases로 3개월까지, Kaux 등은 52주까지 M van Ark 등은 5 단계로 12주까지 이뤄진다.
- 저자들은 골수 및 지방줄기세포 치료 이후 특별한 재활 프로토콜을 찾지는 못했다.
- 운동으로의 복귀는 단순한 것이 아니기에 3단계에 걸쳐 이를 결정하기 용이하게 만들었다.

참고문헌

1. Rose LF, Wolf EJ, Brindle T, Cernich A, Dean WK, Dearth CL, et al. The convergence of regenerative medicine and rehabilitation: federal perspectives. NPJ Regenerative medicine. 2018;3(1):19–7.
2. Vining KH, Mooney DJ. Mechanical forces direct stem cell behaviour in development and regeneration. Nature reviews. Mol Cell Biol. 2017 Dec;18(12):728–42.
3. Rando TA, Ambrosio F. Regenerative rehabilitation: applied biophysics meets stem cell therapeutics. Cell Stem Cell. 2018 Mar 1;22(3):306–9.
4. McKay J, Frantzen K, Vercruyssen N, Hafsi K, Opitz T, Davis A, et al. Rehabilitation following regenerative medicine treatment for knee osteoarthritis-current concept review. J Clin Orthop Trauma. 2018;10(1):59–66.
5. Mautner K, Malanga G, Colberg R. Optimization of ingredients, procedures and rehabilitation for platelet-rich plasma injections for chronic tendinopathy. Pain Manag. 2011 Nov;1(6):523–32.
6. Kaux J, Forthomme B, Namurois M, Bauvir P, Defawe N, Delvaux F, et al. Description of a standardized rehabilitation program based on sub-maximal eccentric following a platelet-rich plasma infiltration for jumper's knee. Muscles Ligaments Tendons J. 2014 Jan;4(1):85–9.
7. van Ark M, van den Akker-Scheek I, Meijer LTB, Zwerver J. An exercise-based physical therapy program for patients with patellar tendinopathy after platelet-rich plasma injection. Phys Ther Sport. 2013;14(2):124–30.
8. Creighton D, Shrier I, Shultz R, Meeuwisse W, Matheson G. Return-to-play in sport: a decisionbased model. Clin J Sport Med. 2010 Sep;20(5):379–85.

재생의학의 미래 15

The Future of Regenerative Medicine

근골격계 부상의 발생률은 매우 높고, 미래에 더욱 증가할 것으로 보인다. 이는 사회 전반에 걸쳐 추가적인 경제적 부담이 될 것이다. 이 장에서는 포도당을 이용한 프롤로치료, PRP, 줄기세포치료의 미래에 대해 알아보고자 한다. 재생의학은 근골격계 질환의 임상에서 중요한 파트로, 스포츠 손상의 재활에서 한 부분을 차지하게 될 것이다. 이를 위해서 재생물질(regenerative substances)의 가능성에 대한 깊은 이해가 필요하다. 3가지 치료 방법들에 대한 비교 연구와 무작위 대조군 연구 등이 근거 중심의 의학을 위해 필요한 실정이다. 미래에 재생물질을 이용하는데 있어서 사전에 윤리적인 요소에 대한 고려나 엄격한 제도가 매우 중요한 역할을 할 것이다.

미국인의 절반은 150여가지의 근골격계 질환 중에 한 가지를 갖고 있다. 이러한 발생률은 심혈관계 질환과 호흡기 질환의 발생률을 합친 것과 유사하다. 2011년 미국에서 근골격계 질환의 치료 비용에 약 2,110억 달러가 소요되었다[1]. 많은 사람들이 다양한 스포츠에 참여한다는 것은 근골격계 손상의 발생이 늘어난다는 것을 시사한다. 위의 상황을 고려해서 봤을 때 만성적인 근골격계 질환들이 경제적 부담으로 다가올 것이라는 것을 예상할 수 있다.

재생의학은 많은 질환과 부상에서 그 결과를 극적으로 바꿀 수 있는 가능성이 있다. 우리 몸의 내부에 기능과 형태를 회복시킬 수 있는 능력은 장기 이식의 필요성을 줄이고, 운동선수에서 재활치료 기간을 단축시켜 선수생활을 길게 만들고, 수술적 치료가 줄어들게 될 것이다.

하지만 이러한 이상적인 상황에 아직 도달하지 못했다. 이를 위해서는 연구실 및 동물실험에서의 연구자들과 임상의사들이 얼굴을 맞대고 연구가 이뤄져야한다. 오랜 기간 제기된 문제 중에 하나는 줄기세포, PRP, 포도당의 작용원리에 관한 것이다. 이러한 문제를 해결하는 것은 좀 더 효과적인 치료를 위해서 필수적이다.

포도당 프롤로치료는 스포츠 손상 치료에 있어 대체 치료 방법으로 안전하고 가성비가 좋다. 운동선수는 보통 건강상태가 좋고 동반된 질환이 적으며, 또한 면역체계가 튼튼하고 치료에 대한 반응이 일반적인 인구집단에 비해 좋다. 프롤로치료를 통해 통증을 줄이고 손상된 인대, 힘줄, 관절을 강화하여 회복 기간을 줄이고 훈련이나 시합에 참여할 수 있다.

프롤로치료는 다른 농도의 포도당의 효과가 만성적인 힘줄병증, 인대 및 근육, 관절 손상과 퇴행성 질환에서 어떻게 나타나는지 이해하는데 중점을 둬야한다. 이를 위해 전염증과 항염증 작용 기전에 대해 자세히 설명하였으며, 또한 회복 과정에서의 성장인자들과 다른 분자들의 역할에 대한 이해가 필요하다. 다른 조직과 각각에 대한 이상적인 농도는 어떻게 되는지? 가장 이상적인 치료 프로토콜은 무엇인지? 몇 번이나 주사를 놓아야 하는지, 얼마나 자주 놓아야 하는지? 동물과 인체 실험에서는 손상된 조직들의 진정한 의미에서의 재생과 리모델링을 관찰할 수 있었다.

프롤로치료와 재생치료로 널리 알려진 PRP, 줄기세포 치료 사이의 비교연구는 광범위한 재생치료의 범위에서 프롤로치료의 위치를 좀 더 명확히 할 수 있을 것으로 생각한다.

프롤로치료의 이점은 저렴하고, 쉽고, 준비과정이 간단하며, 안정성이 높다는 점이지만 불행히도 PRP나 줄기세포치료에 비해 이와 관련된 연구가 매우 적다. 이 글을 쓰는 시점에도 clinicaltrials.gov에 등록된 프롤로와 관련된 연구는 단지 6개에 불과하다. 한 개의 연구는 종료되었고, 나머지 5개의 연구에서는 4개는 임상 시험이고, 1개만이 고농도 포도당의 작용기전을 염증 조절을 통해 살펴보고자 한 것이다. 제약회사에서 이 천연물질에 과학적인 관심을 가지고 투자하기 전까지 프롤로치료는 임상의들에게 관심있는 주제로 남아있을 것이며, 미래이 발전은 이와 같은 연구와 임상 경험을 통해 이뤄질 것이다(역주 : 프롤로치료는 펀딩이 힘들어서 case series 수준의 논문은 많지만 RCT 수준에서의 논문이 아직 많지 않습니다. 이러한 부분을 해결하기 위해 HHPF, iART에서는 펀딩을 통한 multicenter study를 추진하고 있습니다).

PRP는 매력적인 연구주제로 clinicaltrials.gov에 353개의 연구주제가 등록되어 있으며, 그 관심영역이 넓어져 가는 것을 확인할 수 있다. 정형 및 스포츠의학에서는 최근 말초에서 척추관절 치료로 관심이 집중되고 있는데 몇몇 논문에서 PRP를 이용한 요추 디스크 치료에서의 효과를 보여주고 있다[2, 3, 4]. 근골격계 외의 영역에서도 PRP를 이용해 치료는 시도되고 있다[5, 6].

추가적으로 연구되어야 할 주제는 성장인자와 다른 물질들이 혈관형성, 면역조절, 세포외 기질을 형성하는데 어떤 역할을 하느냐 하는 점이다.

아직까지 연구자들 사이에서도 백혈구의 유무, 싱글 스핀이냐 더블 스핀여부, 치료의 간격, 총 치료 횟수에 대한 것은 협의가 이뤄지지 않은 상황이다. 치료의 결과에 차이가 있는 이유는 조성과 이용 방법에서 비롯될 것으로 사료된다[7](역주 : 다양한 기계가 있고, WBC의 숫자와 PLT 의 숫자에 따라서 분류하며, 골격을 세워주는 방법 등에서도 차이가 있어 사용하기 전에 충분히 이를 숙지하고 사용하는 것이 필요합니다).

심각한 부작용이나 이상 반응이 없고 적어도 단기 반응이 좋아 PRP가 널리 이용되고 있으나 장기적인 결과는 많지 않다. 프롤로와 PRP, 줄기세포 치료에 대한 각각의 비교연구와 함께 이용했을 때의 연구가 이뤄져야 한다.

줄기세포가 재생의학에서 가장 큰 관심을 받고 있는 주제임이 의심할 여지가 없다. Clinicaltrials.gov에 5,320개의 연구 논문이 등록되어 있다. 이렇게 많은 연구주제가 있다는 것은 많은 주목을 받고 있으나 아직까지 실제 효과와 관련된 과학적인 근거가 부족하다는 점을 시사한다. 줄기세포는 다양한 재료로부터 얻고, 다른 특성을 갖고 있어 각각의 세포 종류에 따른 차이를 이해하고 가능한 위험한 부작용에 대해 알고 있는 것이 중요하다. 배아줄기세포와 유도만능줄기세포는 미증유의 재생능을 갖고 있지만 동시에 위험성이 존재한다. 성인 섬유아세포를 iPSc로 전환하는 것이 일차적 장벽인데 이는 0.1%~3%만이 iPSc가 되기 때문이다[8, 9]. 두 번째 장벽은 효능인데, 불완전한 리프로그래밍은 세포의 변이 가능성을 내재하게 된다[10]. 하지만 아직까지 풀리지 않은 문제에도 iPSc에의 연구는 전임상에서 임상시험까지 점점 확대되고 있는 실정이다. 첫 번째 인체에의 적용은 노화의 결과로 발생한 황반변성이다. 환자는 다른 부작용 없이 시력이 호전된 것을 관찰할 수 있었다[11]. 교토대학은 파킨슨 질환에 iPSc를 이용하는 임상 시험을 발표하였고[12], Mayo clinic에서는 지방줄기세포를 투여한 후 사지마비환자에서 상당한 정도의 근력과 감각의 회복이 되었다는 것을 보고하였다[13]. 하지만 아직까지 스포츠 손상과 동반된 임상시험은 없는 실정이다.

줄기세포는 스포츠손상 치료에 가장 중요한 역할을 할 것이다. 30여년전 발견되어 집중적인 연구가 이뤄졌고 현재까지 55,000여개의 논문이 나오고 있는 실정이다[14]. 줄기세포의 접목, 세포내의 신호 전달, 주변분비 기능 등에 대한 이해는 되고 있지만 아직까지 줄기세포에 대한 복잡성을 모두 설명하기에는 부족하다. 인체에서의 증식 과정은 실험실에서의 과정과 다른데 이는 줄기세포의 생존이 주변 환경에 의해 좌우되기 때문이다. 가장 중요한 연구주제 중에 하나가 줄기세포와 환경과의 관계를 밝히는 것이다. 세포 외 구조물, 엑소좀, microvesicles 등의 역할은 흥미로운 연구 주제인데 이는 성장인자와 사이토카인 등의 생활성 물질들이 이러한 구조물들 속에 들어있기 때문이다[15, 16]. 이러한 기능 등이 줄기세포의 주변분비 효과를 좀더 밝혀줄 것으로 사료된다. 최근에는 PRP, BMAC, fat tissue 전체를 넣는 것보다 선별된 항 염증 사이토카인이나 성장인자를 넣는 것이 추세이며, 개인에 맞는 치료를 하는 것이 연구자들과 제약회사의 초미의 관심사이다.

윤리적인 문제와 법제적인 규제는 재생의학에서 가장 큰 고민거리 중에 하나이다. 아직까지 의료시장 상황은 법적으로 완전히 통제되고 있지 않고, 가장 좋은 방법이 무엇인지에 대한 협의가 이뤄지지 않은 실정이다. 높은 수준의 연구와 비교 연구의 부재가 재생의학이 아직까지 "회색 지대"에 머물게 하는 이유로 보인다. 기업에서는 과학적인 연구가 이뤄지기 전에 광고가 이뤄지고 있는 실정이다. 이 때문에 더욱 명확한 임상적인 근거자료에 기반한 프로토콜이나 가이드라인이 필요한 실정이다. 분자, 세포 유전학적 영역에서 실험실과 임상에서의 연구가 통합되어야 복잡한 줄기세포의 분자생물학적 특성에 대한 좀 더 나은 이해를 할 수 있게 될 것으로 보인다.

주사는 스포츠 손상에서 가장 쉽게 이용되는 주류 치료로, 대부분의 주사는 외래에서 간단히 이용 가능하다. 재생주사치료는 재활 프로그램과 통합하여 사용되어 스테로이드나 진통소염제 사용을 줄일 수 있을 것으로 보인다. 프로 선수에서 빠른 복귀는 가장 중요한 목표이며 재생치료는 이의 현실화를 위한 선구자적인 역할을 하고 있다. 하지만 프롤로, PRP, 줄기세포 치료가 회복기간과 복귀로의 시간을 짧게 해주는 것인지에 대한 연구결과는 아직 부족한 실정으로 이의 가능성을 살펴보는 것이 미래의 연구 주제가 될 것이다.

핵심 요약 Key points

- 스포츠 손상이 증가하는 것은 곧 치료비의 상승으로 이어진다
- 재생의학은 스포츠 재활치료에서 공공의 역할을 차지하게 될 것이다
- 프롤로치료의 장점은 높은 안정성과 낮은 가격이지만 작용기전, 최적 농도, 프로토콜의 개발에 대한 연구가 필요하다.
- PRP에서 성장인자의 역할에 대한 연구가 최우선 과제이다.
- 주변 분비, 신호전달 체계, engrafting는 줄기세포의 기전으로 생각되나 줄기세포의 기능에 대한 깊은 이해를 위해 좀 더 연구가 필요하다
- 재생의학 영역에서의 연구와 임상적 적용에 윤리적인 문제와 법적인 규제가 엄격히 적용되어야 할 것이다.

참고문헌

1. Briggs AM, Woolf AD, Dreinhöfer K, Homb N, Hoy DG, Kopansky-Giles D, et al. Reducing the global burden of musculoskeletal conditions. World Health Organization. Bull World Health Organ. 2018 May 1;96(5):366–8.
2. Tuakli-Wosornu YA, Terry A, Boachie-Adjei K, Harrison JR, Gribbin CK, EE LS, et al. Lumbar Intradiskal platelet-rich plasma (PRP) injections: a prospective, double-blind, randomized controlled study. PM&R. 2016 Jan;8(1):1–10.
3. Platelet-rich plasma (PRP) and disc lesions: a review of the literature. Neuro-Chirurgie. 2017 Dec 1;63(6):473–7.
4. Monfett M, Harrison J, Boachie-Adjei K, Lutz G. Intradiscal platelet-rich plasma (PRP) injections for discogenic low back pain: an update. Int Orthop (SICOT). 2016 Jun;40(6):1321–8.
5. Elghblawi E. Platelet-rich plasma, the ultimate secret for youthful skin elixir and hair growth triggering. J Cosmet Dermatol. 2018 Jun;17(3):423–30.
6. Dawood AS, Salem HA. Current clinical applications of platelet-rich plasma in various gynecological disorders: an appraisal of theory and practice. Clin Exp Reprod Med. 2018 Jun;45(2):67–74.
7. Milano G, Sánchez M, Jo CH, Saccomanno MF, Thampatty BP, Wang JH. Platelet-rich plasma in orthopaedic sports medicine: state of the art. J ISAKOS: Joint Disord Orthop Sports Med. 2019 Jul;4(4):188–95.
8. Apostolou E, Hochedlinger K. Chromatin dynamics during cellular reprogramming. Nature. 2013 Oct 24;502(7472):462–71.
9. Yamanaka S, Hong H, Kanagawa O, Nakagawa M, Okita K, Ichisaka T, et al. Suppression of induced pluripotent stem cell generation by the p53-p21 pathway. Nature. 2009 Aug 27;460(7259):1132–5.
10. Takahashi K, Yamanaka S. A decade of transcription factor-mediated reprogramming to pluripotency. Nature reviews. Mol Cell Biol. 2016 Mar;17(3):183–93.
11. Fritsche LG, Fariss RN, Stambolian D, Abecasis GR, Curcio CA, Swaroop A. Age-related macular degeneration: genetics and biology coming together. Annu Rev Genomics Hum Genet. 2014 Aug 31;15(1):151–71.
12. Stoddard-Bennett T, Reijo PR. Treatment of Parkinson's disease through personalized medicine and induced pluripotent stem cells. Cells. 2019 Jan;8(1):26.
13. Bydon M, Dietz AB, Goncalves S, Moinuddin FM, Alvi MA, Goyal A, et al. CELLTOP clinical trial: first report from a phase 1 trial of autologous adipose tissue–derived Mesenchymal stem cells in the treatment of paralysis due to traumatic spinal cord injury. Mayo Clin Proc. 2019 Nov;95(2):406–14.
14. Pittenger MF, Discher DE, Péault BM, Phinney DG. Mesenchymal stem cell perspective: cell biology to clinical progress. NPJ Regen Med. 2019 Dec 2;4:22.
15. Phinney DG, Pittenger MF. Concise review: MSC-derived Exosomes for cell-free therapy. Stem Cells. 2017 Apr;35(4):851–8.
16. Börger V, Bremer M, Görgens A, Giebel B. Mesenchymal stem/stromal cell-derived extracellular vesicles as a new approach in stem cell therapy. ISBT Sci Ser. 2016 Jan;11(S1):228–34.